Josef Pies, Uwe Reinelt

Kolloidales Silber

Josef Pies
Uwe Reinelt

Kolloidales Silber

Das große Gesundheitsbuch für Mensch, Tier und Pflanze

VAK

VAK Verlags GmbH
Kirchzarten bei Freiburg

Vorbemerkung des Verlags

Dieses Buch dient der Information über Methoden der Gesundheitsvorsorge und Selbsthilfe. Wer sie anwendet, tut dies in eigener Verantwortung. Autoren und Verlag beabsichtigen nicht, Diagnosen zu stellen oder Therapieempfehlungen zu geben. Die hier beschriebenen Verfahren sind nicht als Ersatz für professionelle medizinische Behandlung bei gesundheitlichen Beschwerden zu verstehen.

Bibliografische Information der Deutschen Nationalbibliothek
Die Deutsche Bibliothek verzeichnet diese Publikation in der Deutschen Nationalbibliografie; detaillierte bibliografische Daten sind im Internet über http://dnb.d-nb.de abrufbar.

VAK Verlags GmbH
Eschbachstraße 5
79199 Kirchzarten
Deutschland
www.vakverlag.de

15. Auflage 2024

Fotos: VAK, G. Braach. J. N. Pies
Lektorat: Nadine Britsch
Umschlagfotos: (v.l.n.r.) © focus finder, © anoli, © Yuri Arcurs; alle www.fotolia.com
Umschlaggestaltung: Katrin Steigerwald, Hamburg
Satz und Druck: F. Pustet, Regensburg
Printed in Germany
ISBN: 978-3-86731-128-1 (Printausgabe)
ISBN: 978-3-95484-010-6 (ePub)
ISBN: 978-3-95484-012-0 (PDF)

Inhalt

Allgemeiner Teil

Einleitung 8
Was *genau* ist eigentlich kolloidales Silber? 10
Traditionelles Heilmittel von moderner Medizin wiederentdeckt . 14
Die richtige Herstellung von kolloidalem Silber 17
Allgemeine Dosierungs- und Therapieempfehlungen 25

Anwendung von kolloidalem Silber bei Menschen

Einleitung 30
Kolloidales Silber bei Erkrankungen des Auges 32
Kolloidales Silber bei Erkrankungen der Atemwege 36
Kolloidales Silber bei Erkrankungen der Haut 54
Kolloidales Silber bei Erkrankungen von Mund und Zähnen 79
Kolloidales Silber bei Erkrankungen des Urogenitaltrakts 85
Kolloidales Silber bei Erkrankungen des Verdauungstrakts 92
Kolloidales Silber bei weiteren Erkrankungen 101
AIDS, SARS & Co. – Ist kolloidales Silber eine Option bei den modernen Geißeln der Menschheit? 115

Kolloidales Silber bei Tieren

Einleitung 120
Anwendungsmöglichkeiten 122

Kolloidales Silber bei Pflanzen

Einleitung 146
Anwendungsmöglichkeiten 148

Kolloidales Silber in Küche, Bad und WC

Einleitung 166
Anwendungsmöglichkeiten 167

Anhang

Kolloidales Silber erstickt Krankheitserreger 172
Mykoplasmen –
eine bisher weitgehend unbeachtete Bakteriengruppe 174
DMSO-Kolloidales-Silber-Protokoll bei Krebserkrankungen
(nach R. Webster Kehr) 177
Kolloidales Silber ist sicher 182
Nanosilber – ein neuer Name für eine altbewährte Substanz 188
Silber wird problemlos über Urin und Stuhl ausgeschieden 191
Große Fragebogenaktion zu kolloidalem Silber 193
Die Darmsanierungstrias zur Pflege des Immunsystems 197
Häufig gestellte Fragen 199
Zum Schluss 203
Glossar 204
Literatur 205
Stichwortverzeichnis 212
Über die Autoren 221

Allgemeiner Teil

Einleitung

Immer mehr Menschen im deutschsprachigen Raum haben in den vergangenen zwei Jahrzehnten kolloidales Silber für sich entdeckt. Mitte der 1990er-Jahre war dieses breit wirkende Heilmittel bei uns kaum bekannt und erlebte gerade in den USA eine Renaissance. Mit dem Erscheinen des Titels *Immun mit kolloidalem Silber* von Josef Pies, das innerhalb weniger Jahre mehr als ein Dutzend Auflagen erreichte und in mehrere Sprachen übersetzt wurde, wurde dieses „Zweite Immunsystem“ dann allmählich einer breiteren Leserschaft bekannt und immer mehr Ärzte und Heilpraktiker empfehlen es seither ihren Patienten.

War es um die Jahrtausendwende noch unmöglich, in Deutschland kolloidales Silber oder Silbergeneratoren zu dessen Herstellung zu kaufen, ist das mittlerweile kein Problem mehr. Heute sind genormte Geräte erhältlich, mit denen jeder leicht und preiswert selbst kolloidales Silber herstellen kann.

Auch die Wissenschaft blieb nicht untätig. Davon zeugt eine Vielzahl neuer Veröffentlichungen, die sich zum Beispiel mit der bakterien- und virenvernichtenden Wirkung des kolloidalen Silbers befassen. Die Erfahrung und wissenschaftliche Untersuchungen zeigen nämlich, dass kolloidales Silber bei sehr vielen Krankheiten helfen kann. Deshalb spricht man auch vom „Silberbiotikum“, „Krankenhaus fürs Reisegepäck“ oder von der „Privatklinik für Jedermann“.

Ebenfalls hat die Industrie mittlerweile das keimtötende Potenzial von Nanosilber in unterschiedlichster Zubereitung in großem Maße für sich entdeckt. Neben den alt bekannten Einsatzgebieten zur Wasseraufbereitung gibt es inzwischen silberhaltige Textilien, silberbeschichtete Werkstoffe, silberhaltige Wundauflagen und vieles mehr.

Nachdem mit dem Buch *Immun mit kolloidalem Silber* die Grundlagen und Hintergründe zu kolloidalem Silber bekannt gemacht wurden, gibt das vorliegende große Gesundheitsbuch noch mehr praktische Tipps zum Einsatz von Silberwasser. Außerdem fließen die Erfahrungen des Heilpraktikers Uwe Reinelt mit ein, der in seiner Naturheilpraxis seit vielen Jahren und als einer der Ersten sehr erfolgreich kolloidales Silber empfiehlt und die erstaunlichen Ergebnisse verfolgt hat.

In diesem Buch finden Sie Erfahrungen und Tipps zur Einnahme von kolloidalem Silber bei einer Fülle von Krankheiten. Neben einer kurzen Erläuterung zum jeweiligen Krankheitsbild wird die mögliche Behandlung mit kolloidalem Silber (Anwendung, Konzentration und Dauer der Einnahme) beschrieben. Außerdem haben wir, sofern uns Berichte von Anwendern vorlagen, viele ganz konkrete Erfahrungsberichte aufgeführt, die bezeugen, in welchen individuellen Fällen kolloidales Silber geholfen hat. Dabei haben wir in erster Linie auf eine vom VAK Verlag und Josef Pies durchgeführte Fragebogenaktion zurückgegriffen (siehe Kapitel *Die große Fragebogenaktion zu kolloidalem Silber*).

Immer mehr Anwender möchten das Heilpotenzial von kolloidalem Silber auch Tieren und Pflanzen zugutekommen lassen. Erfahrungen und Dosierungshilfen hierzu findet man bisher aber kaum. Dieses Buch schließt nun mit zwei Spezialkapiteln auch diese Lücke. Außerdem finden Sie ein Kapitel zum Einsatz von kolloidalem Silber im Haushalt. Die überarbeitete 8. Auflage wurde unter anderem um vier Kapitel ergänzt.

Selbstverständlich wurden auch allgemeine Aspekte berücksichtigt. So wird unter anderem erklärt, was kolloidales Silber überhaupt ist, wie es wirkt und wie einfach man es selbst herstellen kann. Im Anhang finden Sie weiterführende Kapitel zur Gesundheitspflege und Antworten auf häufig gestellte Fragen. Verlag und Autoren hoffen, dass Ihnen das große Gesundheitsbuch zu kolloidalem Silber in vielen Situationen nützlich sein wird, und wünschen Ihnen von Herzen beste Gesundheit und viel Lebensfreude. Beherzigen Sie aber bitte stets unseren Rat, bei ernsthaften und langwierigen Erkrankungen professionelle, medizinische Hilfe in Anspruch zu nehmen.

Was genau ist eigentlich kolloidales Silber?

Bevor man kolloidales Silber äußerlich anwendet oder einnimmt, ist es nützlich zu wissen, worum es sich dabei handelt. Das ist vor allem deshalb so wichtig, weil es diesbezüglich immer wieder Begriffsverwirrungen und Missverständnisse gibt. Das mag auch daran liegen, dass die Kolloidchemie ein sehr komplexes Fachgebiet ist und sich der Begriff Kolloid im Laufe der Zeit gewandelt hat. Deshalb sei vorausgeschickt, was kolloidales Silber im Sinne des vorliegenden Buchs *nicht* ist: Kolloidales Silber ist *kein* Silbersalz oder eine andere Silberverbindung, auch wenn das leider immer wieder behauptet wird.

Wem die folgenden Erläuterungen zu ausführlich sind, kann das Kapitel natürlich überspringen, sollte sich aber unbedingt merken, dass hier kolloidales Silber immer mit elementarem Silber gleichgesetzt wird.

Wissenschaftlich betrachtet ist kolloidales Silber eine flüssige Dispersion elementaren Silbers *oder* eine flüssige Dispersion schwer löslicher Silberverbindungen. Zur gesundheitlichen Anwendung, wie sie in diesem Buch beschrieben wird, darf nur die erste Variante (elementares Silber) verwendet werden.

Der Begriff Dispersion wiederum umfasst viele unterschiedliche Systeme. Bei einem Gemenge aus mindestens zwei nicht oder kaum ineinander löslichen Stoffen, die keine chemische Verbindung miteinander eingehen, spricht man von Dispersion. Die meisten Dispersionen sind wiederum Kolloide. In ihnen wird ein Stoff, die dispergierte Phase (zum Beispiel elementares Silber) sehr fein in einem zweiten Stoff, dem Dispersionsmittel (zum Beispiel destilliertes Wasser) verteilt. Je nachdem, welche Phasen vorliegen, spricht man zum Beispiel von Emulsionen (flüssig-flüssig wie bei der Milch), Schäumen (flüssig-gasförmig wie beim Seifenschaum) oder Aerosolen (gasförmig-flüssig wie beim Nebel oder gasförmig-fest wie beim Rauch).

Suspensionen wiederum liegen dann vor, wenn wie beim kolloidalen Silber kleinste Partikel eines Feststoffs (elementares Silber) fein verteilt in einer Flüssigkeit (destilliertes Wasser) vorliegen.

Je nach Partikelgröße des im Dispersionsmittel verteilten Stoffs unterscheidet man zwischen molekular dispers (kleiner als 1 Nanometer), kolloid dispers (1 Nanometer bis 1 Mikrometer) oder grob dispers (größer als 1 Mikrometer). Kolloidales Silber fällt in die zweite Gruppe.

Zusammenfassend kann man die Voraussetzungen für ein Kolloid folgendermaßen beschreiben:

1. Es müssen unterschiedliche Bestandteile vorliegen, zum Beispiel Silber und Wasser.
2. Die Bestandteile müssen unterschiedlichen Phasen angehören, zum Beispiel flüssig/fest oder gasförmig/flüssig.
3. Die Partikel dürfen nicht ineinander löslich sein oder eine chemische Verbindung miteinander eingehen.

Um es noch einmal zu betonen: Bei Salzen liegt eine völlig andere Situation vor. Gibt man zum Beispiel Kochsalz (Natriumchlorid) in Wasser, löst sich das Salz sofort in positiv geladene Kationen (Na^+) und negativ geladene Anionen (Cl^-). Das bedeutet, dass die Natriumionen ein Elektron weniger haben, als ihnen „zusteht“ und die Chloridionen haben entsprechend ein Elektron zu viel. Befinden sich noch andere Kationen und Anionen in dem Wasser, dann können sich andere Salze bilden, gegebenenfalls sogar Schwermetallsalze. In reinem destilliertem Wasser (H_2O) gibt es solche Verunreinigungen nicht. An Ionen befinden sich darin nur einige Protonen (H^+ = Wasserstoffatome, denen ein Elektron fehlt) und Hydroxylionen (OH^-) mit einem überschüssigen Elektron.

Dasselbe passiert auch mit Silber, wenn sich einzelne positiv geladene Silberionen (Ag^+) aus dem elementaren Verband lösen. Solange wir mit destilliertem Wasser arbeiten, passiert nichts Dramatisches. In einem solchen System „ist die Silberwelt noch in Ordnung“. Wehe aber, es befinden sich Verunreinigungen (schon ein einziges Körnchen Kochsalz genügt) in dem zur Herstellung von kolloidalem Silber verwendeten Wasser. Dann entstehen möglicherweise gefährliche Silbersalze statt gesundheitsförderndes kolloidales Silber.

Wie schon erwähnt, wird der Unterschied zwischen Salzen und Suspensionen oft ignoriert, und auch Silbersalze oder gar Silberproteinverbindungen werden mit elementarem kolloidalem Silber in einen Topf geworfen. Das machen leider sogar als Autoritäten angesehene Fachleute. Deshalb darf man sich nicht wundern, wenn es immer wieder zu falschen Berichterstattungen in den Medien kommt. Allerdings, das sei auch betont, trifft die unseriösen Anbieter von angeblichem kolloidalem Silber, die ihre Produkte obendrein als Allheilmittel anpreisen, eine große Mitschuld daran, dass ein altbewährtes Heilmittel immer wieder zu Unrecht in Misskredit gerät.

In diesem Buch ist von solchem kolloidalen Silber die Rede, das möglichst viel elementares Silber enthält, keinesfalls aber geht es hier um Silbersalze oder andere Silberverbindungen. Mit einem Silbergenerator hergestelltes kolloidales Silber besteht aus nur etwa 15 Atomen und hat einen Durchmesser von knapp einem bis zu etwa fünf Nanometern. Deshalb spricht man auch von Nanosilber. Ein Nanometer ist ein tausendstel Mikrometer und ein Mikrometer wiederum ein Tausendstel Millimeter. Zum besseren Verständnis der Partikelgröße kann man sich vergegenwärtigen, dass Bakterien mit einer Größe von 200 bis 80 000 Nanometern 40- bis 16 000-mal größer sind als ein Silberkolloidpartikelchen. Weitere Größenvergleiche finden Sie in der folgenden Tabelle.

Objekt	**Größenordnung**
Silberion (Ag^+)	0,115 nm (= 1,15 Ångström)
Silberatom	0,175 nm (= 1,75 Ångström)
Glukosemolekül	0,7 nm (= 7 Ångström)
Kolloidales Silber (ca. 15 Atome)	1–5 nm (= 10–50 Ångström)
Viren	20–300 nm (= 0,02–0,3 Mikrometer)
Bakterien	200–80 000 nm (= 0,2–80 Mikrometer)
Rotes Blutkörperchen	7 500 nm (= 7,5 Mikrometer)
Haardurchmesser (Mensch)	40 000–100 000 nm (= 40–100 Mikrometer)
Menschliche Eizelle	150 000 nm (= 150 Mikrometer)

Nachfolgend eine Übersicht, in der einige Maße in Beziehung zueinander gesetzt sind:

1 m	**ein Meter**
= 1 000 mm	= eintausend Millimeter
= 1 000 000 m m	= eine Million Mikrometer
= 1 000 000 000 nm	= eine Milliarde Nanometer
= 10 000 000 000 Å	= zehn Milliarden Ångström

Nachdem wir uns nun den Unterschied zwischen Kolloiden und Lösungen, zwischen elementarem Silber und Silbersalz, vergegenwärtigt haben, müssen wir wieder etwas relativieren. Bei der Herstellung von kolloidalem Silber mittels Silbergenerator entsteht leider nicht nur reines Silber, wie es wünschenswert wäre. Davon lassen sich bei diesem Prozess nur 10 % bis höchstens 25 % gewinnen. Der Rest besteht tatsächlich aus ungefährlichen Silberionen (Ag^+).

Nun werden Sie sich fragen, weshalb es denn dann überhaupt so wichtig ist, bei der Herstellung von kolloidalem Silber auf reines, destilliertes Wasser zu achten? Ganz einfach: Wenn sich Verunreinigungen in dem verwendeten Wasser befinden, bildet sich nur eine große Menge Silbersalz, aber kein elementares Silber.

Traditionelles Heilmittel von moderner Medizin wiederentdeckt

Eine umfassende Einführung in die Hintergründe von und die Erfahrungen mit kolloidalem Silber gibt das Buch *Immun mit kolloidalem Silber*. Deshalb soll hier ein kurzer geschichtlicher Abriss genügen; denn das vorliegende Buch hat seinen Schwerpunkt im praktischen Einsatz von kolloidalem Silber.

Neben Gold und Platin ist Silber eines der begehrtesten Edelmetalle. Das weiß glänzende, weiche Silber ist das Element mit der besten elektrischen und thermischen (Wärme-) Leitfähigkeit und kommt zwanzigmal häufiger vor als Gold. Es wurde schon sehr früh zur Herstellung von Schmuck, Tafelgeschirr und Münzen verwendet.

In der chinesischen Akupunktur wurden schon früh Silbernadeln benutzt und seit ungefähr dreitausend Jahren ist bekannt, dass Wasser länger trinkbar bleibt, wenn es in Silbergefäßen aufbewahrt wird. In fast allen Medizinrichtungen finden sich seit Jahrhunderten Hinweise auf die Bedeutung von Silber und Silberverbindungen. Selbstverständlich fehlen sie auch nicht in der Alchemie und der christlich geprägten Medizin, zum Beispiel bei Hildegard von Bingen.

Die Tatsache, dass Silber schon in kleinster Dosierung wirksam ist, würdigte Carl von Nägeli (1817–1891) mit dem Wort „oligodynamisch" (= „mit wenig aktiv sein"). Die Wasseraufbereitung mittels Silber (Katadyn-Verfahren) ist heute aus der Raum- und Schifffahrt, sowie dem Hotelgewerbe nicht mehr wegzudenken.

In der Chirurgie hat Silber seinen Stellenwert zum Beispiel beim Abklemmen von Hirngefäßen oder zum Verschließen von Schädeldachdefekten (Heidenhain-Plastik).

1881 empfahl der Leipziger Gynäkologe Carl Sigmund Franz Credé (1819–1892), dem weit verbreiteten Augentripper Neugeborener durch Einträufeln von Silbernitrat vorzubeugen. Diese Bindehautentzündung wurde häufig durch eine während der Geburt übertragene Gonorrhoe der Mutter verursacht und konnte durch die neue Methode schlagartig beseitigt werden. Deshalb war diese „Credé-Prophylaxe" sogar lange Zeit gesetzlich vorgeschrieben. Auch heute gibt es noch silbernitrathaltige Augentropfen als apothekenpflichtige Arzneimittel, die bei dieser Indikation zugelassen sind.

Neben Silbernitrat verwendete man weitere Silberverbindungen zur Desinfektion und Entzündungshemmung. Heute muss man wegen eventueller Nebenwirkungen allerdings von der Verwendung von Silbersalzen zu Heilzwecken abraten. Eine sichere Alternative ist kolloidales Silber.

Seit der Entdeckung des Penizillins im Jahre 1928 sah die moderne Medizin in Antibiotika eine Wunderwaffe gegen alle Bakterien. Während man sich enthusiastisch dieser Neuentwicklung zuwandte, wurde kolloidales Silber zunehmend vergessen. Erst seit sich immer mehr resistente Bakterienstämme entwickelten, denen auch mit modernsten Antibiotika nicht mehr beizukommen ist, besinnt man sich allmählich wieder auf die Vorteile kolloidalen Silbers. Und trotzdem wird auch heute noch allzu oft vorschnell ein Antibiotikum verordnet und damit unüberlegt der Bildung resistenter Bakterienstämme kräftig Vorschub geleistet.

Die keimtötende Eigenschaft von Silber bzw. kolloidalem Silber ist also schon von alters her bekannt und in den beiden letzten Jahrhunderten beschäftigte man sich immer stärker wissenschaftlich damit. In den vergangenen zehn Jahren wurde diese Beschäftigung intensiviert und auf seriöse Beine gestellt. Interessanterweise stellen selbst Skeptiker, wenn sie sich denn dazu herablassen, sich ernsthaft mit dem Thema zu beschäftigen, erstaunt fest, dass etwas an der seit Langem bekannten Tatsache dran sein muss, dass kolloidales Silber mehrere hundert unterschiedliche Krankheitskeime tötet. „Wir haben schon einmal eine ähnliche Studie durchgeführt und waren erstaunt, wie gut die Ergebnisse waren." Das war die spontane Antwort eines Wissenschaftlers eines renommierten neutralen Forschungsinstituts auf die Frage, ob man dort eine Studie mit kolloidalem Silber durchführen könne und ob man in dieser Richtung bereits Erfahrung habe.

Würden sich internationale Pharmakonzerne mit der Entwicklung und Vermarktung von silberhaltigen Wundauflagen und Wundpflastern befassen, wenn Sie nicht hundertprozentig von deren Wirksamkeit überzeugt wären und diese nicht auch wissenschaftlich belegen könnten? Vermutlich nicht. Genau das ist aber in den letzten Jahren geschehen. Die Tatsache, dass es sich teilweise um Medizinprodukte handelt, die strengen europäischen Qualitätskriterien unterliegen, spricht für die Ernsthaftigkeit der Forschung.

Andere Unternehmen beschäftigen sich mit der Entwicklung sogenannter Nanotechnologien, um Werkstoffe mit kleinsten Silberpartikeln zu beschichten und auf diese Weise gegen Bakterienbefall zu schützen. Einsatzgebiete für solche Materialien in der Medizin sind beispielsweise Herzkatheter, um dem häufigen Tod durch Verkeimungen vorzubeugen. Wahrscheinlich haben auch Sie schon von „Silberkleidung" gehört, deren überzeugende Wirkung bei Neurodermitis oder gegen die Folgen von zu viel Fußschweiß wissenschaftlich nachgewiesen wurde. Nur am Rande seien silberhaltige Wundauflagen und -pflaster, mit Silber beschichtete Waschmaschinen, Kühlschränke und WC-Brillen erwähnt.

All diese „neuen“ Technologien verwenden Nanosilber. Ihnen liegt das gleiche Prinzip wie dem kolloidalen Silber zugrunde, das ja lediglich eine spezielle Darreichungsform von Nanosilber ist: In feuchter Umgebung werden aus elementarem Silber nach und nach Silberionen herausgelöst, die Bakterien, Viren und Pilze abzutöten vermögen. Aber auch die Silberpartikel selbst sind bioaktiv.

Während man also in der Vergangenheit vorwiegend auf die tradierte Erfahrung baute – was in der Wissenschaft so gut wie nicht ernst genommen wird –, kann man sich heute mit Fug und Recht darauf berufen, dass die dem kolloidalen Silber zugrunde liegenden Wirkprinzipien mehr und mehr wissenschaftlich abgesichert werden. Aber was nützt die hehre Wissenschaft, wenn es an Erfahrungen und an konkreten Einsatzmöglichkeiten mangelt? Betroffene erwarten zu Recht Anwendungsbeispiele und Erfahrungsberichte. Beides finden Sie in den folgenden Kapiteln.

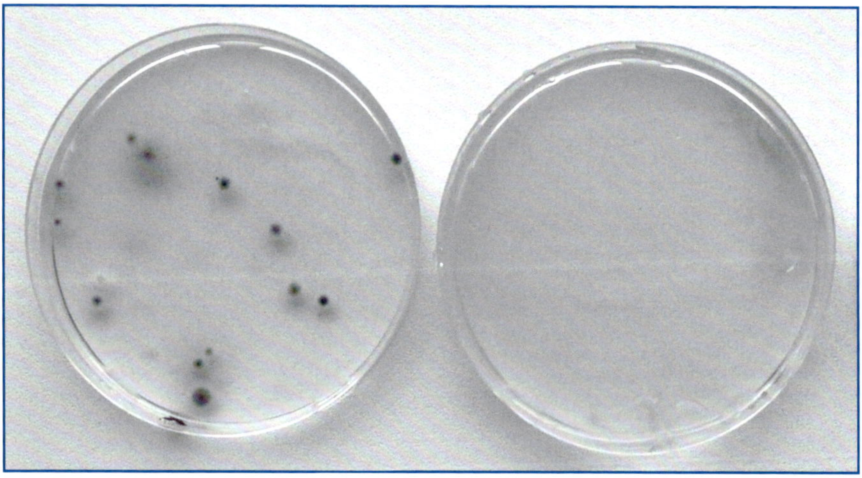

Nachweis der antibakteriellen Wirksamkeit von kolloidalem Silber. Die linke Agarschale wurde mit destilliertem Wasser, die rechte mit kolloidalem Silber befeuchtet, dann 10 Minuten lang offen stehen gelassen. Anschließend wurden die Schalen abgedeckt und bei hochsommerlichen Temperaturen „bebrütet“. Nach vier Tagen haben sich links Bakterienkolonien gebildet, rechts keine. Nach einigen weiteren Tagen war die linke Schale vollkommen überwuchert, während sich rechts erst kleine Kolonien bildeten. Das belegt, dass das Bakterienwachstum durch kolloidales Silber zumindest stark reduziert und verzögert wird.

Die richtige Herstellung von kolloidalem Silber

Im Gegensatz zu früher ist es heute leicht möglich, günstig, schnell und sicher kolloidales Silber selbst herzustellen. Seit einigen Jahren gibt es genormte Silbergeneratoren, die unter gleichen Bedingungen immer die gleiche Konzentration an kolloidalem Silber liefern. Solche genormten Silbergeneratoren werden für unter 200 Euro angeboten. Bei der Herstellung müssen aber einige Regeln beachtet werden, um ein möglichst reines Produkt mit kleinen Silberpartikeln und ohne Verunreinigungen zu erhalten. Beachten Sie also bitte auch die Bedienungsanleitungen der jeweiligen Hersteller.

Bei den Silbergeneratoren wird elektrischer Strom an zwei Silberstäbe (Elektroden) angelegt, die in (zweifach) destilliertes Wasser gehängt werden. Ein Stab fungiert als Anode (Pluspol), der andere als Kathode (Minuspol). Es entstehen neutrale Silberpartikel (Ag^0) und positiv geladene Silberionen (Ag^+). Wer sich für ausführlichere Informationen interessiert, sei auch hier auf *Immun mit kolloidalem Silber* verwiesen.

Solange kein Salz vorhanden ist, ergänzen sich die positiv geladenen Silberionen (Ag^+) mit den negativ geladenen Hydroxidionen (OH^-). Gibt man aber zum Beispiel Kochsalz dazu, bildet sich schädliches Silberchlorid, erkennbar an einer weißen Wolke.

Nicht nur genormte Geräte sind wichtig, es dürfen auch nur Stäbe aus reinem Silber, nämlich 99,99 Prozent, verwendet werden. Diese sind für etwa 15,– bis 40,– Euro erhältlich. Ein Paar Silberstäbe reicht für die Herstellung von unzähligen Litern kolloidalem Silber aus. Verwenden Sie auf keinen Fall andere Silberstäbe, da sie Verunreinigungen enthalten!

Zur Herstellung von kolloidalem Silber nach der so genannten Heißwasser-Methode benötigt man außerdem destilliertes Wasser, möglichst aus der Apotheke. Solches aus Supermärkten, das für Bügeleisen oder Autobatterien angeboten wird, kann Schwermetalle enthalten. Im Zweifelsfall sollten Sie sich beim Hersteller vergewissern. Bei mehrfach destilliertem *Aqua purificata* oder *Aqua bidestillata* kann sich die Herstellungszeit aufgrund der geringen elektrischen Leitfähigkeit verlängern, dafür haben Sie aber die Sicherheit, dass es sich um wirklich reines Wasser ohne störende Zusätze handelt.

Ein Liter kostet etwa zwischen 5,– und 8,– Euro. Verschließen Sie die Flasche nach Entnahme der benötigten Menge sofort wieder gut und bewahren Sie den Rest im Kühlschrank auf.

Wenn Sie große Mengen kolloidales Silber herstellen, sollten Sie über die

Anschaffung eines Destillators nachdenken. Dafür müssen Sie allerdings mehrere hundert bis mehrere tausend Euro investieren.

Mitunter wird empfohlen, bei der Herstellung von kolloidalem Silber Salz, Honig oder Vitamin C zu verwenden. Das darf man auf gar keinen Fall tun, da man dann kein elementares kolloidales Silber erhält. Die Heißwasser-Methode kommt ohne Zusätze aus. Sie wird in zwei Arbeitsschritten durchgeführt. Zunächst wird das destillierte Wasser in einem feuerfesten, absolut sauberen Gefäß gekocht und dann gerade so lange abgekühlt, bis es nicht mehr siedet. Als Gefäße zum Erwärmen können Sie Edelstahltöpfe, emaillierte Töpfe oder feuerfeste Glasgefäße nehmen, aber keinesfalls solche aus Aluminium, Gusseisen, Kupfer oder Kochtöpfe aus einfachem Metall. Achten Sie bei den emaillierten Töpfen aber darauf, dass sich das Emaille nicht etwa an einer kleinen Stelle gelöst hat. Dadurch wird die Qualität des kolloidalen Silbers verschlechtert.

Anschließend wird das heiße Wasser in ein hitzebeständiges Glasgefäß, zum Beispiel ein herkömmliches Trinkglas, gegossen und der Herstellungsprozess mittels Generator gestartet. Verwenden Sie für die Erhitzung des Wassers auf keinen Fall einen Metalltopf oder einen Wasserkocher. Einerseits könnten sich Metallpartikel lösen und das Wasser verunreinigen, andererseits könnte sich Silber an den Gefäßwänden absetzen.

Alternativ kann man das destillierte Wasser auch in einem Heißwasserbad erhitzen. Dazu stellt man das mit destilliertem Wasser gefüllte hitzestabile Glas, das zur Herstellung von kolloidalem Silber verwendet wird, in ein anderes hitzestabiles Gefäß, das etwas größer als das Glas ist. In dieses zweite Gefäß schüttet man kochendes Wasser. Nach einigen Minuten wiederholt man diesen Vorgang. Auf diese Weise wird das destillierte Wasser erhitzt, ohne in ein anderes Gefäß geschüttet werden zu müssen.

Stellen Sie kolloidales Silber aber nicht in einem Wasserbad auf eingeschalteter Herdplatte her. Dabei wird nämlich ein starkes elektromagnetisches Feld erzeugt, das sich nachhaltig auf die Qualität des kolloidalen Silbers auswirkt.

Während und nach der Herstellung darf kolloidales Silber nicht über längere Zeit mit Metall in Berührung kommen. Für die Einnahme kleiner Mengen eignen sich gut ein Plastiklöffel oder ein Schnapsglas. Für größere Mengen ist am besten ein ganz normales Trinkglas geeignet.

Leider gibt es keine für den Hausgebrauch geeigneten Messgeräte, um die Konzentration an kolloidalem Silber zu messen. Deshalb ist es besonders wichtig, immer gleiche Bedingungen einzuhalten, um stets das gleiche Resultat zu erzielen. Da die Konzentration des im Wasser fein verteilten Silbers von zahlreichen Faktoren (Wassertemperatur, Wasserqualität, Füllhöhe, Elektrodenabstand) abhängt, beachten Sie bitte die Anleitungen des jeweiligen Herstellers.

Achten Sie bei der Herstellung von kolloidalem Silber auch darauf, die nassen Silberstäbe nach jedem Gebrauch mit einem Vlies, Küchenpapier oder Leinentuch gut zu reinigen. Verwenden Sie auf keinen Fall Silberputzmittel oder Topfreiniger.

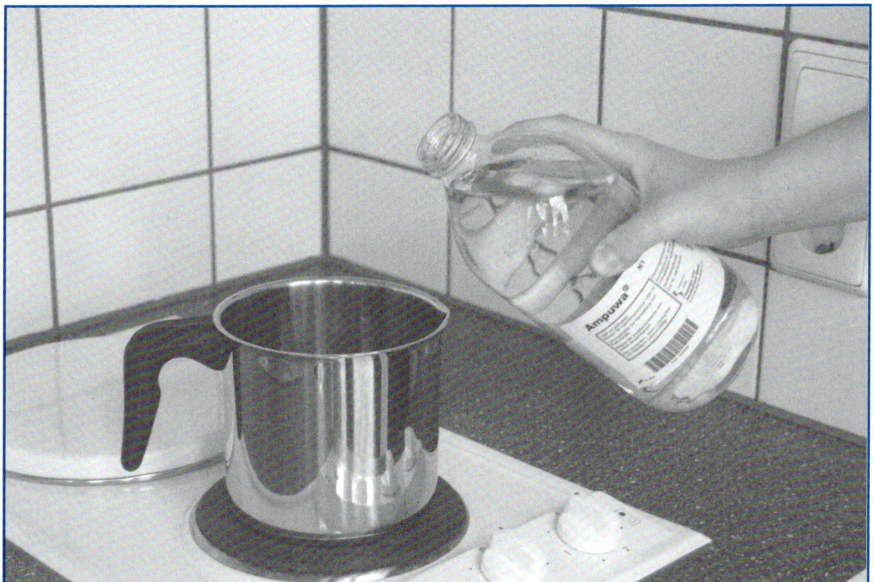

Erhitzen Sie das destillierte Wasser in einem Edelstahl- oder Emailletopf oder in einem feuerfesten Glasgefäß auf dem Herd. Alternativ können Sie es auch in einem Wasserbad erhitzen, wie im Text beschrieben.

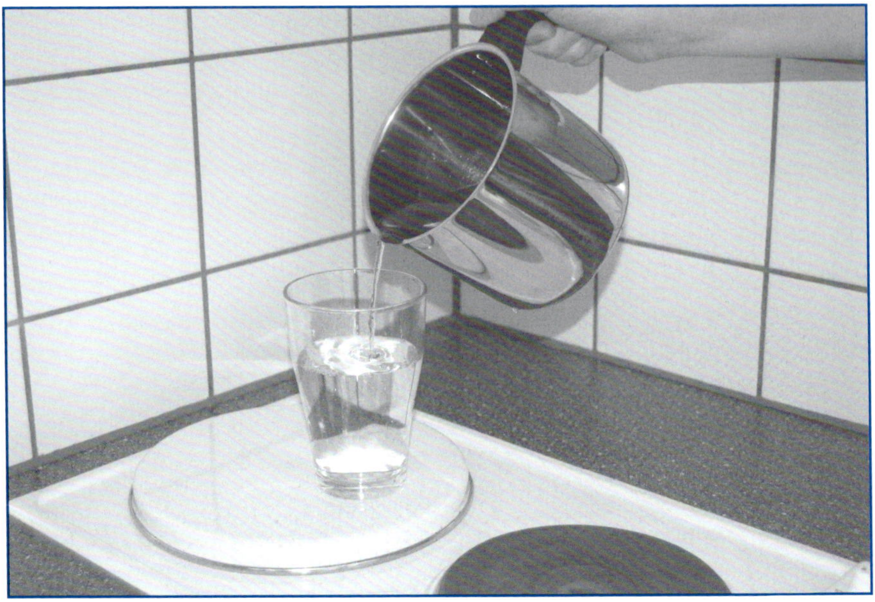

Schütten Sie das nicht mehr siedende Wasser in ein Trinkglas, das Sie bis kurz unter den Rand füllen, damit die Silberstäbe später fast vollständig von Wasser bedeckt sind.

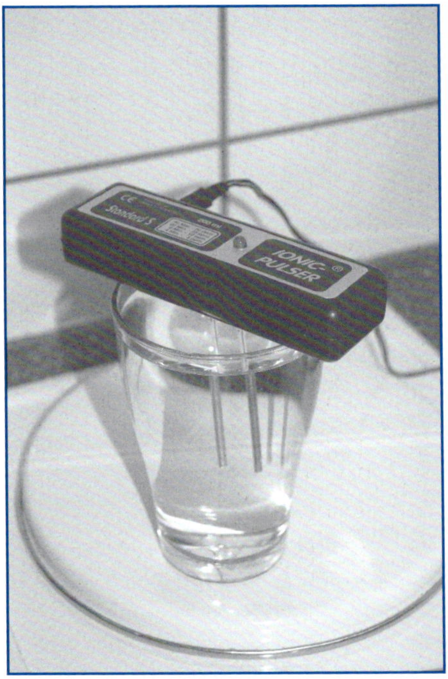

Setzen Sie nun den Generator auf das Glas und schalten Sie ihn ein. Der Herstellungsprozess beginnt.

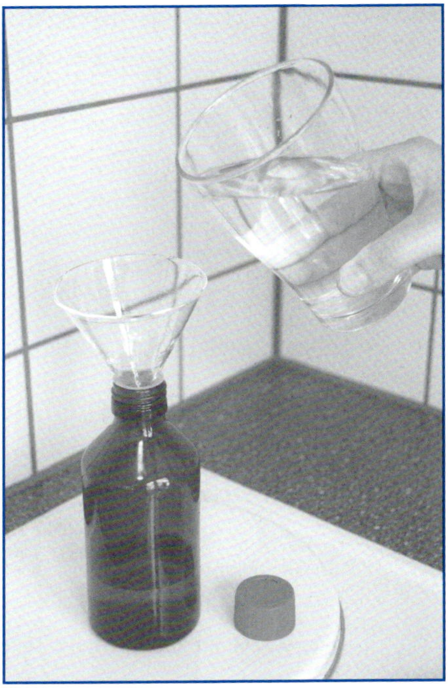

Sobald der Herstellungsprozess beendet ist, können Sie das kolloidale Silber entweder sofort trinken (auf nüchternen Magen!) oder es in einer Braunglasflasche luftdicht verschlossen bis zu drei Monaten an einem kühlen Ort (nicht im Kühlschrank!) aufbewahren. Verwenden Sie zum Umfüllen keinen Plastiktrichter, sondern einen Trichter aus Glas oder Edelstahl.

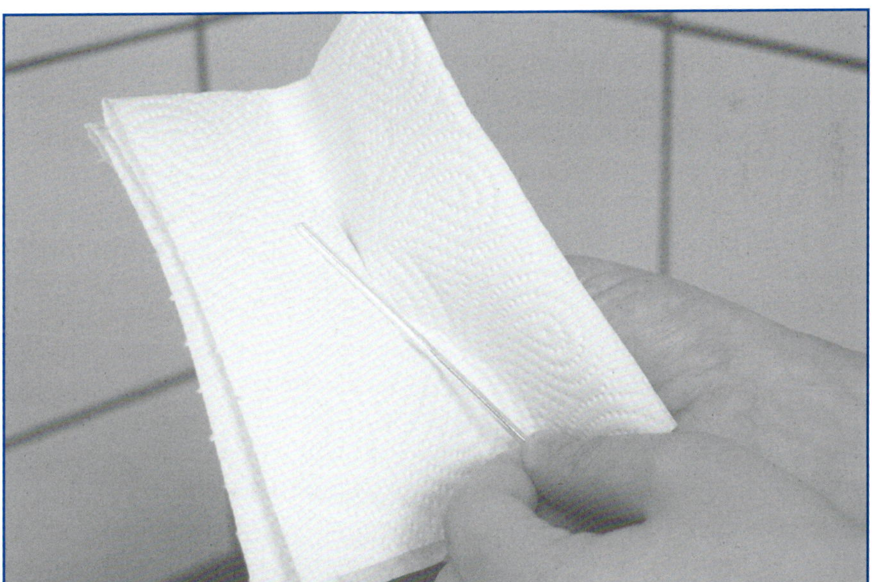

Reinigen Sie anschließend beide Silberstäbe mit Küchenpapier. Der dunklere, stärker oxidierte Stab wird anschließend zusätzlich mit einer Spiralwolle aus Edelstahl gereinigt und zum Schluss noch einmal mit Küchenpapier nachpoliert.

Auch wenn man die Konzentration nicht messen kann, kann man relativ leicht überprüfen, ob man überhaupt kolloidales Silber hergestellt hat oder nicht. Dazu nutzt man den Tyndall-Effekt. Die Partikel in kolloidalen Flüssigkeiten beugen Licht. Schickt man also zum Beispiel mit einem Laserpointer oder einer kleinen Taschenlampe einen Lichtstrahl durch eine kolloidale Flüssigkeit, so zeichnet er sich bei seitlicher Betrachtung als feines milchiges Band deutlich ab. Dieses Phänomen wurde 1857 erstmals von dem berühmten Michael Faraday (1791–1867) beobachtet und 1867 von seinem Nachfolger John Tyndall (1820–1893) genauer erforscht.

Dieser Nachweis lässt sich für kolloidales Silber nur bei abgedunkeltem Licht erbringen. Sehr eindrucksvoll ist der Tyndall-Effekt bei Tageslicht aber auch mit Hagebuttentee oder Rotwein darzustellen. Wenn Sie sich dafür interessieren, sollten Sie einmal folgende Versuchsanordnung wählen: Stellen Sie in einem gut abgedunkelten Raum drei Gläser hintereinander. Füllen Sie in das erste Glas destilliertes Wasser, in das zweite kolloidales Silber und in das dritte Hagebuttentee. Leuchten Sie dann mit einem Laserpointer durch alle drei Gläser hindurch. Sie werden bei seitlicher Betrachtung oder von oben im Tee einen starken, im kolloidalen Silber einen schwachen und im destillierten Wasser gar keinen Lichtstrahl sehen können.

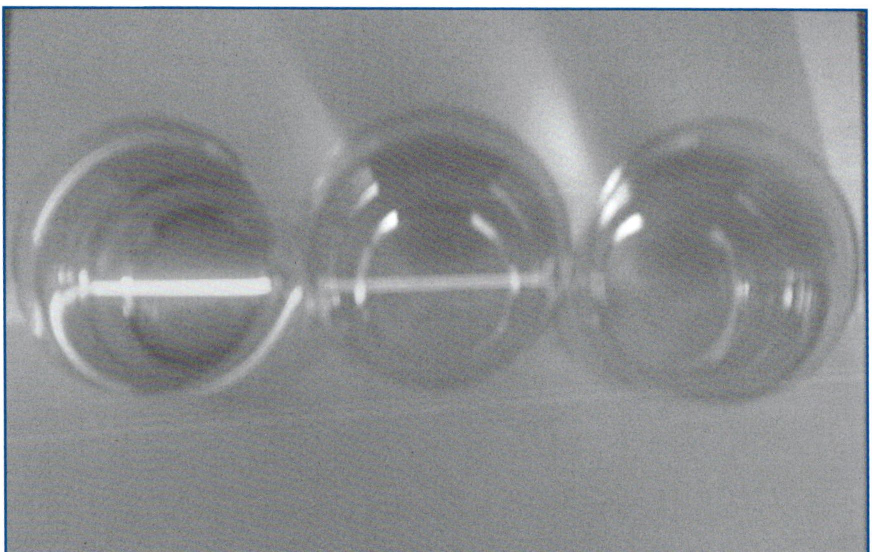

Der Tyndall-Effekt am Beispiel von kolloidalem Silber (Mitte) und Hagebuttentee (links). Bei reinem Wasser (rechts) tritt das Phänomen nicht auf. (Foto: G. Braach und N. J. Pies)

Abgesehen davon, dass der Verkauf von kolloidalem Silber zu Heilzwecken in Deutschland dem Arzneimittelgesetz unterliegt, sollten Sie beim Kauf im Internet vorsichtig sein. Achten Sie auf Preis und Qualität. Oft wird zwar mit kolloidalem Silber geworben, verkauft werden aber Silbersalze oder andere bedenkliche Silberverbindungen. Am besten stellt man sich die benötigte Menge stets selbst frisch her. Das ist auf Dauer auch preiswerter.

Wird kolloidales Silber korrekt mit einem Silbergenerator hergestellt, erhält man besonders kleine Partikel reinen Silbers. Diese Nanopartikel können dann leicht an den Ort im Körper gelangen, an dem sie wirken sollen.

Kolloidales Silber behält etwa drei Monate lang seine Wirksamkeit. Es sollte in dunklen Glasgefäßen kühl aufbewahrt werden. Stellen Sie es aber bitte *nicht* in den Kühlschrank, da das Silber sonst ausflocken könnte. Auch sollten sich keine störenden Magnetfelder (Handy, Fernseher, Videorekorder, Telefon-Basis-Station usw.) in der Nähe befinden. Plastikgefäße sind zur Aufbewahrung ungeeignet, da sich Partikel aus der Gefäßwand lösen und in die Flüssigkeit übergehen können.

Je nach Gerätetyp kann ein Silberkolloid leicht gelblich gefärbt sein. Das ist weder ein Qualitätsmangel noch spricht es für außergewöhnlich gute Qualität. Vor allem bei der Herstellung sehr hoch konzentrierten kolloidalen Silbers können sich größere Partikel von der Elektrode ablösen und eine Verunreinigung vortäuschen. Diese Partikel bitte nicht mittrinken.

In den vorhergehenden Absätzen wurde immer wieder von Konzentration gesprochen, aber noch nicht erläutert, was damit gemeint ist. Bei kolloidalem Silber misst man die Konzentration in Teilen pro Million oder ppm, abgeleitet von dem englischen Ausdruck *parts per million*. Da diese Konzentrationsangabe verwirren kann, soll sie hier näher erläutert werden. Mit ppm bezeichnet man die Anzahl der Wirkstoffanteile auf eine Million Teile des Lösungs- oder Suspensionsmittels. Bei festen Stoffen sind das Gewichtsanteile, bei Flüssigkeiten und Gasen hingegen Volumenanteile. Gemäß internationaler Nomenklatur (SI-System) müsste man die Konzentration in Gramm pro Tonne (g/t) angeben. Für kolloidales Silber bedeutet demnach ein Teil pro Million (ppm):

1 Gramm	Silber pro	1 000 000 Gramm	(= 1 000 Liter) Wasser
1 Gramm	Silber pro	1 000 Kilogramm	(= 1 000 Liter) Wasser
1 Milligramm	Silber pro	1 Kilogramm	(= 1 Liter) Wasser
1 000 Mikrogramm	Silber pro	1 Kilogramm	(= 1 Liter) Wasser
1 Mikrogramm	Silber pro	1 Gramm	(= 1 Milliliter) Wasser

Will man also ein Glas (normalerweise etwa 200 Milliliter = 0,2 Liter) mit 1 ppm kolloidalem Silber einnehmen, bedeutet das, dass darin 200 Mikrogramm oder 0,2 Milligramm kolloidales Silber enthalten sind. Soll die Konzentration 25 ppm betragen, sind 5 000 Mikrogramm oder 5 Milligramm in diesem Glas enthalten.

Außer der Konzentration ist auch die Partikelgröße wichtig für die Wirksamkeit von kolloidalem Silber. In unserem Beispiel können 25 ppm Silber in 200 Milliliter Wasser theoretisch auch bedeuten, dass sich in dem fraglichen Glas ein einziges 5 Milligramm schweres Silberpartikel befindet. Das hätte aber verständlicherweise keine gesundheitsfördernde Wirkung und würde uns allenfalls schwer im Magen liegen. Um therapeutisch wirksam sein zu können, muss das Silber als Nanopartikel vorliegen, und zwar idealerweise in einer Größe zwischen knapp einem und fünf Nanometer. Das wären in unserem Beispiel dann etliche Billiarden Silberpartikel in 200 Milliliter Wasser.

Auch die akkurate Pflege der Silberstäbe trägt zur richtigen Herstellung von kolloidalem Silber bei. Gleichgültig, mit welchem Gerät Sie arbeiten, die Silberstäbe sollten in regelmäßigem Wechsel „die Plätze tauschen“ (von vorne nach hinten und von hinten nach vorne). Nach Gebrauch den hinteren (und helleren) Silberstab mit Küchenpapier reinigen, den vorderen (und dunkleren) Silberstab erst mit Küchenpapier, dann mit einer Spiralwolle aus Edelstahl (!) nachpolieren (keinesfalls herkömmliche Küchenschwämme, Spiralwollen aus anderen Materialien als Edelstahl oder Reinigungsmittel verwenden). Dann nochmals mit Küchenpapier abreiben. Bei der nächsten Herstellung den vorderen Stab dann in die hintere Buchse stecken, den hinteren in die vordere Buchse. Dieser stete Wechsel dient der gleichmäßigeren Abnutzung der Silberstäbe.

Achten Sie darauf, dass Sie die Silberstäbe immer mit dem gleichen Ende in die Buchsen stecken!

Allgemeine Dosierungs- und Therapieempfehlungen

Wer sich einen kurzen allgemeinen Überblick über die Art und Dauer der Anwendung von kolloidalem Silber verschaffen möchte, dem werden die nachfolgenden Ausführungen helfen. Beachten Sie dabei bitte, dass es sich ausschließlich um Erfahrungswerte aus der Naturheilpraxis Uwe Reinelt, Mitteilungen anderer Heilpraktiker und von Anwendern handelt. Ebenfalls sind Hinweise aus der Literatur eingeflossen.

Immer wieder wird gefragt, was denn die richtige Dosierung von kolloidalem Silber sei. Die Antwort auf diese Frage kann nur lauten, dass es keine allgemein gültige Antwort gibt. Es gibt einfach keine Patentrezepte oder Standarddosierungen für kolloidales Silber, die garantiert jedem helfen. Wie bei allen Heilmitteln hängt die hilfreiche Dosierung und Anwendungsdauer entscheidend von der individuellen Konstitution und der Schwere der Erkrankung ab. In den nachfolgenden Kapiteln des praktischen Teils werden solche Dosierungsbeispiele gegeben, die erfahrungsgemäß in den meisten Fällen hilfreich sind. Tatsächlich gibt es aber auch immer wieder Berichte darüber, dass eine sonst als wirksam beschriebene Dosierung von kolloidalem Silber im Einzelfall nicht geholfen hat. Das scheinen aber tatsächlich nur Einzelfälle zu sein und oft hat es den Anschein, als habe man in hartnäckigen Fällen (z. B. bei Dornwarzen) nicht die nötige Geduld für die langzeitige Anwendung von kolloidalem Silber aufgebracht.

Bedenkt man, dass manches Arzneimittel als hochwirksam gepriesen wird, auch wenn es nachweislich ein Drittel oder noch mehr Non-Responder gibt, das heißt Patienten, die auf das betreffende Arzneimittel überhaupt nicht reagieren, also nicht geheilt werden, dann schneidet kolloidales Silber im Vergleich hervorragend ab. Außerdem hat kolloidales Silber den Vorteil, dass es so gut wie keine Nebenwirkungen verursacht.

Es gibt sowohl Verfechter hoher als auch niedriger Dosierungen von kolloidalem Silber. In diesem Buch wird vorwiegend der **kurzfristige** Einsatz hoher Dosierungen empfohlen. Manche Menschen bevorzugen es, kolloidales Silber einzuschleichen, also mit niedrigen Dosierungen zu beginnen und sich langsam an die individuell richtige Dosierung heranzutasten. Selbstverständlich ist dagegen nichts einzuwenden. Man darf dann aber auch nicht enttäuscht sein, wenn der Behandlungserfolg etwas länger auf sich warten lässt.

Die individuell optimale Dosierung muss jeder für sich selbst herausfinden. Deshalb sei noch einmal betont, dass die Angaben in diesem Buch lediglich Erfahrungswerte und Anhaltspunkte sind, die Interessenten helfen können, eben diese individuelle Dosierung zu finden. **Auf keinen Fall können und wollen diese Angaben den Besuch bei einem Arzt oder Heilpraktiker überflüssig machen.** Suchen Sie bei ernsthaften Gesundheitsbeschwerden bitte *immer* einen professionellen Therapeuten auf. Aufgeschlossene Ärzte und Heilpraktiker werden nichts dagegen einzuwenden haben, wenn Sie sie auf kolloidales Silber aufmerksam machen und sich sicherlich auch damit auseinandersetzen, um mit Ihnen gemeinsam die Einsatzmöglichkeiten zu besprechen. Das wird vielen umso leichter fallen, wenn ihnen bewusst ist, dass kolloidales Silber keineswegs als Allheilmittel eingesetzt werden soll. Es ist ein Teil des vielfältigen Angebots von Heilmitteln, dem bei vielen Krankheiten ein ernst zu nehmender Platz im gesamten Behandlungsrepertoire zusteht.

Oft reicht kolloidales Silber tatsächlich aus, um eine Krankheit zu heilen oder wenigstens ihren Verlauf abzuschwächen und den Heilungsprozess zu beschleunigen. Und bei antibiotikaresistenten Bakterienstämmen kristallisiert es sich mehr und mehr als die Alternative schlechthin heraus. Bei manchen Erkrankungen kann kolloidales Silber aber „nur" Teil eines allgemeinen Behandlungskonzeptes sein und als wichtige Komponente zum Heilungsprozess beitragen.

Aufgrund seiner langjährigen Tätigkeit als Heilpraktiker konnte der Autor Uwe Reinelt eine Fülle praktischer Erfahrungen mit vielen Patienten sammeln, die Vorschläge für Standarddosierungen ermöglichen. Wie gesagt, jeder muss für sich die richtige Konzentration selbst herausfinden. Dass das nicht sehr schwer ist, haben wiederum die vielen Teilnehmer der Fragebogenaktion gezeigt (siehe Kapitel *Die große Fragebogenaktion zu kolloidalem Silber*).

Die nachfolgend genannten Werte gelten für einen Erwachsenen mit einem Körpergewicht von 60 bis 80 Kilogramm. Bei Kindern wird die Menge prozentual an deren Körpergewicht angepasst. Für die Dosierung bei Kindern, aber auch bei Erwachsenen, kann man die Faustregel zwei Milliliter pro Kilogramm Körpergewicht anwenden.

Das kolloidale Silber bitte immer schluckweise auf nüchternen Magen trinken. Die Einnahme auf nüchternen Magen ist enorm wichtig, um zu vermeiden, dass es mit Nahrungsmitteln unerwünschte Verbindungen eingeht. Auch wird so gewährleistet, dass das kolloidale Silber schon vollständig in den oberen Dünndarmabschnitten resorbiert wird und nicht möglicherweise im Dickdarm darmfreundliche Bakterien vernichtet. Auch sollten Sie etwa eine halbe Stunde lang nach der Einnahme von kolloidalem Silber nichts essen. Achten Sie bitte auch darauf, etwa zehn Minuten vor und zehn Minuten nach der Einnahme kein Mineralwasser zu trinken.

Als *Standardtherapie* bei bakteriellen oder viralen Infektionen empfiehlt es sich, drei Tage lang morgens, mittags und abends je 100 bis 150 Milliliter 25 ppm kolloidales Silber zu trinken. Die Therapie wird anschließend bis zur Symptombesserung mit jeweils morgens und abends 100 bis 150 ml Silberwasser fortgeführt.

Zur *äußerlichen Anwendung* wird ein Tupfer mit ca. 50 ppm Silberwasser getränkt und auf schlecht heilende oder eitrig infizierte Wunden aufgelegt und mit einer Mullbinde befestigt. Je nach Situation erfolgt zwei bis dreimal täglich ein Verbandswechsel. Die Auflage verbleibt auch über Nacht auf der Wunde. Diese Anwendung ist auch bei Warzen und Kondylomen (Feigwarzen) möglich.

Als *Augen- oder Ohrentropfen* wird kolloidales Silber (25 ppm) in eine Pipettenflasche gegeben und es werden zwei- bis dreimal täglich einige Tropfen in das Auge oder Ohr eingeträufelt.

Zur *Krankheitsvorbeugung* (z. B. im Herbst und Winter vor Grippe) kann morgens oder abends ein Glas kolloidales Silber (100 ml, 25 ppm) schluckweise auf nüchternen Magen getrunken werden.

Wenn man das Silberwasser vor dem Herunterschlucken etwas im Mund und unter der Zunge behält (im Mund rollt), wird ein Teil des Silbers schon über die Mundschleimhaut aufgenommen. Das schont den Magen.

Auch bei hartnäckigsten Infektionen muss die Therapie mit kolloidalem Silber nach ein bis zwei Wochen positive Veränderungen bewirken. Falls das nicht der Fall ist, sollte nach Rücksprache mit Ihrem Arzt oder Heilpraktiker eine Kombinationstherapie mit anderen Heilmitteln erwogen werden.

Die Entscheidung, ob Sie im Krankheitsfall Antibiotika nehmen oder diese nebenwirkungsfrei durch kolloidales Silber ersetzen, obliegt letztendlich Ihnen allein. Bei meldepflichtigen Krankheiten wie Röteln, Mumps, Scharlach oder Windpocken usw. müssen Sie aber auf jeden Fall zum Arzt gehen!

An dieser Stelle sei auch ein Wort zur Gesundheitsvorsorge erlaubt. Dafür ist jeder selbst verantwortlich. Es muss jedem Menschen klar sein, dass es wichtiger ist, Krankheiten vorzubeugen, als sie heilen zu müssen. Zur Vorbeugung gehört eine gesunde Lebensweise mit gesunder Ernährung und ausreichend Bewegung.

Anwendung von kolloidalem Silber bei Menschen

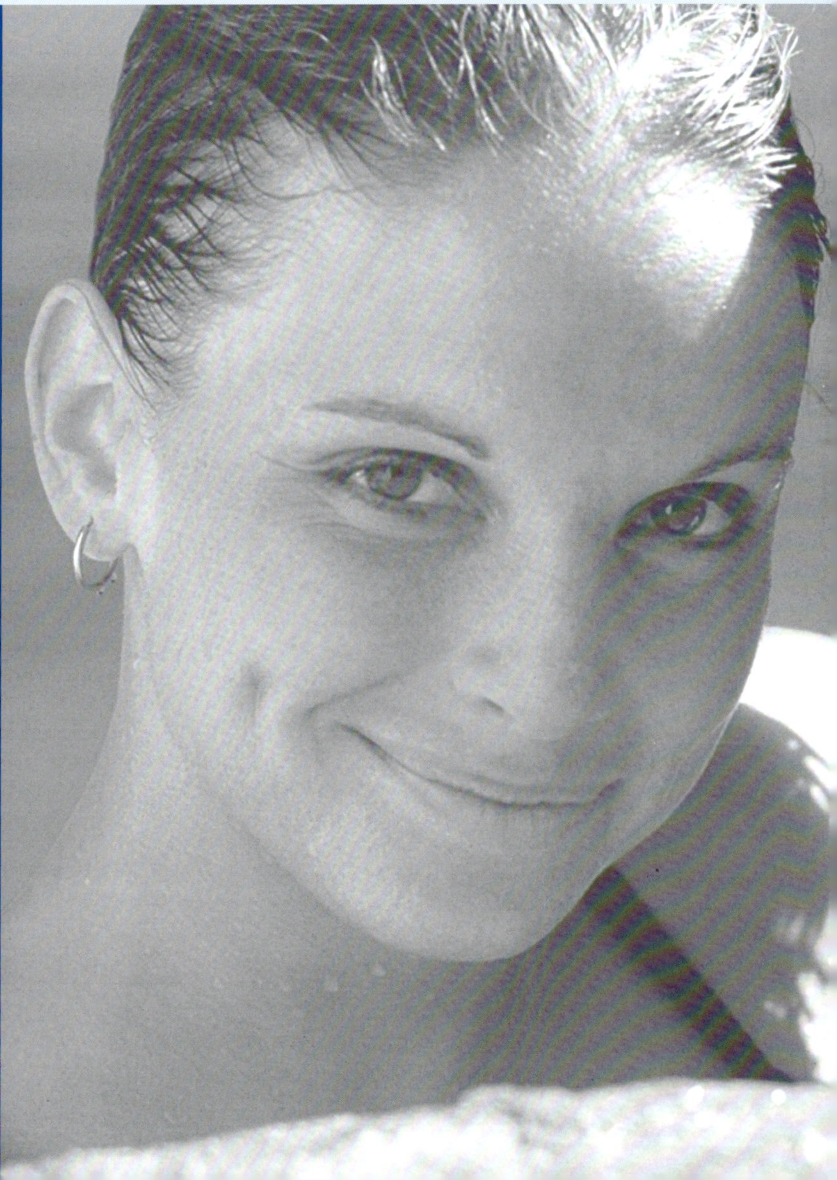

Einleitung

Kolloidales Silber kann als universelles, fast nebenwirkungsfreies Mittel zur Behandlung vieler Krankheiten eingesetzt werden. Es wirkt gegen zahlreiche Bakterien, Viren und Pilze. Im Laborversuch (in vitro) werden diese Krankheitserreger allesamt innerhalb weniger Minuten durch kolloidales Silber unschädlich gemacht. Da es sich bei unserem Organismus um ein sehr komplexes Gebilde handelt, dürfen diese Ergebnisse natürlich nicht eins zu eins auf das lebende System (in vivo) übertragen werden. Hier braucht man schon etwas mehr Geduld. Aber Anwender von kolloidalem Silber wissen übereinstimmend zu berichten, dass sich damit Krankheiten schneller überwinden und oft sogar verhindern lassen. Außerdem werden Krankheitsverläufe oft abgeschwächt.

Zu den Erkrankungen, bei denen Erfahrungen mit kolloidalem Silber gemacht wurden, gehören zahlreiche Beschwerden der Augen, der Atemwege, der Haut, des Bewegungsapparates, des Urogenitaltrakts und des Nervensystems. Manche Betroffenen berichten darüber, dass kolloidales Silber sogar Leben retten konnte oder schon sicher geglaubte Amputationen von Extremitäten verhinderte.

Bedenkt man, dass ein Breitbandantibiotikum (gegen Bakterieninfektionen) oder ein Breitbandantimykotikum (gegen Pilzinfektionen) immer nur gegen eine begrenzte Anzahl verschiedener Stämme wirkt und sich leicht Resistenzen bilden können, ist kolloidales Silber klar im Vorteil. Es kann zur Behandlung und Vorbeugung unzähliger Krankheiten verwendet werden.

In dem nun folgenden praktischen Teil finden Sie Anwendungsmöglichkeiten, Dosierungshinweise und Erfahrungsberichte zur Verwendung von kolloidalem Silber bei zahlreichen Krankheiten. Einer besseren Übersichtlichkeit wegen wurden sie nach betroffenen Körperteilen und Organen geordnet, wie viele Leser es von *Immun mit kolloidalem Silber* vielleicht schon kennen. Innerhalb dieser Bereiche sind die Krankheiten alphabetisch sortiert.

Bitte beachten Sie, dass es sich bei den Fallberichten um individuelle Erfahrungen handelt, die nicht unbedingt bei jedem Menschen zum gleichen Erfolg führen müssen. In den aufgeführten speziellen Fällen hat die geschilderte Einnahme von kolloidalem Silber den Betroffenen nach eigener Aussage geholfen. Das muss nicht unbedingt bedeuten, dass dies auch bei anderen Menschen zwangsläufig in der gleichen Weise der Fall ist, auch wenn die Wahrscheinlichkeit dafür natürlich groß ist.

Die folgenden Vorschläge ersetzen weder einen Arztbesuch noch stellen sie Heilversprechen dar. Prinzipiell ist es wichtig, die Behandlung einer jeden Krankheit mit einem Arzt oder Heilpraktiker seines Vertrauens abzustimmen. Einige Erkrankungen können sehr gefährlich sein und bedürfen auf jeden Fall der ärztlichen Behandlung.

Bei der Behandlung von Kindern gelten immer ganz besondere Vorsichtsmaßnahmen. Für den Einsatz von kolloidalem Silber gilt folgende Faustregel: zwei Milliliter kolloidales Silber pro Kilogramm Körpergewicht. Wird also für Erwachsene die Einnahme von dreimal täglich 200 ml kolloidales Silber zu 25 ppm empfohlen, wird die Menge für ein 30 kg schweres Kind auf dreimal täglich 60 ml zu 25 ppm reduziert.

Zur einfacheren Orientierung werden folgende Symbole verwendet:

🗎 = allgemeine Information zum Krankheitsbild
🌢 = Dosierungsvorschläge
👓 = zusätzlicher Behandlungstipp
☺ = Erfahrungsberichte
→ = siehe
☝ = Achtung, Arztbesuch unbedingt erforderlich!
✍ = meldepflichtige Krankheit
✆ = Selbsthilfegruppe oder andere Kontaktstelle für Betroffene

Kolloidales Silber bei Erkrankungen des Auges

Über die Augen nehmen wir einen Großteil unserer Umwelt wahr, über sie vermitteln wir den Mitmenschen unsere Stimmung. Ja, wenn man jemandem in die Augen schaut, kann man sogar auf den Grund seiner Seele blicken, denn sie sind der Spiegel der Seele, sagt man. Man erkennt in den Augen des Gegenübers sogar, ob jemand lügt oder die Wahrheit sagt.

Ganz extrem verraten unsere Augen, ob wir glücklich oder traurig sind, wenn wir vor Freude oder vor Leid gar weinen; denn die Tränen werden von speziellen Drüsen des Auges gebildet. Diese Tränenflüssigkeit hat normalerweise die Aufgabe, unsere Augen feucht zu halten und zu reinigen. Zu diesem Zweck schließen wir ständig für den Bruchteil einer Sekunde unsere Lider. Das geschieht etwa 20 000-mal am Tag, was insgesamt eine halbe Stunde ausmacht.

Bei vielen Menschen werden die Augen heute sehr viel stärker strapaziert, als es früher der Fall war. Vor allem wer viel am Computer arbeitet, leidet oft unter trockenen oder brennenden Augen. Hierbei kann kolloidales Silber genauso helfen wie bei verschiedenen Entzündungen des Auges.

Augenbrennen ··➝ Trockene Augen

Augenentzündung (Ophthalmie)

Verschiedene Teile des Auges können sich aufgrund unterschiedlicher Ursachen entzünden. Häufig treten eine → Bindehautentzündung oder → eine Augenlidentzündung auf.

Im zweistündigen Wechsel einen Tropfen kolloidales Silber und einen Tropfen *Augentrost* (homöopathische Tropfen) einträufeln. Zusätzlich morgens 100 ml kolloidales Silber zu 25 ppm trinken.

Die Augenentzündung wurde mit kolloidalem Silber (10 ml zu 25 ppm) sofort geheilt. Ich habe die Behandlung zweimal täglich zwei Wochen lang fortgeführt. In Norwegen sind die Behörden bezüglich der Verwendung von Antibiotika sehr restriktiv. Ich konnte kein Antibiotikum mehr bekommen und meine Augenentzündung wurde sehr unangenehm. Kolloidales Silber hat mir geholfen. Die Entzündung ist zurückgegangen, oder besser gesagt, sie wurde geheilt.

Augenermüdung ··➝ Trockene Augen

Augenlidentzündung ⇢ Lidrandentzündung

Bindehautentzündung (Konjunktivitis)

Eine Bindehautentzündung ist die häufigste Infektion der Augen durch Bakterien oder Viren. Aber auch chemisch-physikalische Reize (Fremdkörper, Verletzung, Strahlen usw.), Benetzungsstörungen (→ Trockene Augen) oder Allergien können eine Entzündung der Bindehaut auslösen. Eine Bindehautentzündung beeinträchtigt nur selten die Sehkraft.

Eine akute Bindehautentzündung macht sich durch Symptome wie Rötung, Schwellung, vermehrte Sekretion, Scheu vor Licht und Lidkrampf bemerkbar.

Im zweistündigen Wechsel einen Tropfen kolloidales Silber und einen Tropfen *Augentrost* (homöopathische Tropfen) einträufeln. Zusätzlich morgens 100 ml kolloidales Silber zu 25 ppm trinken.

Seit Jahren leide ich an Bindehautentzündung durch trockene Augen. Seit einem Jahr träufle ich beim ersten Jucken ein bis zwei Tropfen kolloidales Silber (25 ppm) direkt in die Augen und bin beschwerdefrei.

Infolge einer Allergie habe ich zu bestimmten Zeiten starken Juckreiz in den Augen. Dann gebe ich einen kleinen Tropfen kolloidales Silber direkt in die Augen und habe meine Ruhe.

Gerstenkorn (Hordeulum)

Dem volkstümlich Gerstenkorn genannten Abszess der Liddrüsen liegt eine bakterielle Entzündung der Talk- oder Schweißdrüsen der Augenlider zugrunde. Schulmedizinisch werden Gerstenkörner mit Antibiotika oder durch Aufstechen mit einer feinen Nadel behandelt.

Im zweistündigen Wechsel einen Tropfen kolloidales Silber und einen Tropfen *Augentrost* (homöopathische Tropfen) einträufeln. Zusätzlich morgens 100 ml kolloidales Silber zu 25 ppm trinken.

Darüber hinaus hat es sich bewährt, die betroffenen Augenlider warm zu halten.

Geschwollene Augen ⇢ Lidrandentzündung

Lidrandentzündung (Blepharitis)

Wohl jeder wird schon die Erfahrung gemacht haben, am Morgen nach einem Abend in verrauchter Gesellschaft die verquollenen Augen nicht mehr richtig öffnen zu können. Als Folge einer mechanischen Reizung durch Rauch, Staubkörnchen usw. können sich die Lidränder nämlich entzünden. Eine solche Lidrandentzündung kann aber auch Folge einer bakteriellen Infektion sein, vorwiegend durch Staphylokokken, oder durch übermäßige Talgabsonderung (→ Seborrhoe) ausgelöst werden. An den Wimpern können sich trockene Schuppen bilden und die Wimpern können sogar ausfallen. An den Lidrändern selbst können rötlich entzündete Verdickungen sichtbar werden (geschwollene Augen).

Im zweistündigen Wechsel einen Tropfen kolloidales Silber und einen Tropfen *Augentrost* (homöopathische Tropfen) einträufeln. Zusätzlich morgens 100 ml kolloidales Silber zu 25 ppm trinken.

Tränensackentzündung (Dakryocystitis)

Über die Tränensäcke fließt überschüssige Tränenflüssigkeit in die Nase ab. Ist der Abflusskanal (Tränennasengang) verstopft, kommt es zur Entzündung. Diese kann durch eine bakterielle Infektion verstärkt werden. Meist ist nur ein Auge betroffen. Es tränt, der Tränensack schwillt schmerzhaft an und es kann Eiter aus dem inneren Lidwinkel austreten.

Tränensack leicht massieren und das Auge gegen die Infektion mit kolloidalem Silber (10 ml zu 25 ppm) spülen.

In hartnäckigen Fällen sollte man den Tränennasengang von einem Augenarzt mithilfe einer Kanüle spülen lassen (bitte nicht selbst versuchen).

Tränenträufeln (Epiphora)

Aufgrund verschiedener Ursachen (emotionale Gründe oder Reizung von Bindehaut oder Hornhaut) kann es zu einer überschüssigen Bildung von Tränenflüssigkeit kommen. Eine weitere Ursache ist eine → Tränensackentzündung.

Bei Verdacht auf eine Entzündung mehrmals täglich ein bis drei Tropfen kolloidales Silber (25 ppm) einträufeln. Wenn die Ursache eher im seelischen Bereich liegt, sollten Sie ärztlichen Rat suchen.

Trockene Augen (Keratokonjunktivitis sicca)

Trockene Augen können verschiedene Ursachen haben. Vor allem bei langem Arbeiten am Computer oder bei Übermüdung kann es passieren, dass der äußere Augapfel trocken wird, was sich als Brennen oder Jucken bemerkbar macht. Manchmal hat man auch das Gefühl, einen Fremdkörper im Auge zu haben. Es können eine → Bindehautentzündung und ein Müdigkeitsgefühl des Auges auftreten. Die Augenlider fühlen sich schwer an. Oft werden in solchen Fällen „künstliche Tränen" verordnet, weil den Beschwerden eine mangelhafte Benetzung der Bindehaut zugrunde liegt. Dagegen kann aber auch kolloidales Silber helfen.

Bei Bedarf einen Tropfen kolloidales Silber zu 25 ppm in das Auge einträufeln.

Außerdem sollten Sie Ihren Augen zwischendurch eine Pause gönnen. Sie werden sehen, dass schon das Schließen der Augen für einen kurzen Moment etwas Besserung bringt.

Auch ist es ratsam, den Arbeitsplatz (z. B. vom Betriebsarzt) auf augenfreundliche Gestaltung (z. B. Standort und Einstellung des Bildschirms) untersuchen zu lassen. Kleine Veränderungen können manchmal große Verbesserungen bewirken.

Ich habe bei trockenen Augen sehr gute Erfolge mit kolloidalem Silber als Tränenersatzflüssigkeit gemacht.

Kolloidales Silber bei Erkrankungen der Atemwege

Atemwegserkrankungen gehören zu den häufigsten Krankheiten, von denen wohl jeder von uns immer wieder in irgendeiner Form heimgesucht wird. Ihr Spektrum reicht von relativ harmlosen Befindlichkeitsstörungen bis hin zu lebensbedrohlichen Situationen.

Man unterscheidet zwischen den oberen Atemwegen (Nasenhöhle, Nebenhöhlen und Rachen) und den unteren (Kehlkopf, Luftröhre und Lungen). Sie können auf vielfältige Weise erkranken und uns vor allem in der kalten Jahreszeit durch Grippe oder Erkältung und in der warmen Jahreszeit durch Heuschnupfen das Leben schwer machen.

Beim normalen Einatmen wird die Atemluft in den Nasenhöhlen erwärmt, gereinigt und befeuchtet. Die Nasenschleimhaut sorgt überdies dafür, dass eingeatmete Krankheitserreger durch unser Immunsystem ausgeschaltet werden. Dann gelangt die Luft durch den Rachen, vorbei am Kehlkopf, durch die Luftröhre in die Lungen. Der Mund spielt für die Einatmung nur dann eine Rolle, wenn wir bei Anstrengung besonders viel Sauerstoff benötigen oder wenn die Nase verstopft ist. Am Eingang des Mundrachenraums liegen die Mandeln, die Teil des Immunsystems sind.

Die Luftröhre gabelt sich in die Bronchien und diese verzweigen sich wiederum in feinste Verästelungen, die Bronchiolen, die die Lungen durchdringen. Diese Bronchiolen enden in den Lungenbläschen (Alveolen), von denen wir etwa 850 Millionen Stück besitzen. Hier findet mithilfe der roten Blutkörperchen (Erythrozyten) der Austausch des Sauerstoffs aus der frischen Atemluft gegen das Kohlendioxid aus dem Blut statt.

So vielfältig unsere Atemwege gestaltet sind, so unterschiedlich sind auch die möglichen Erkrankungen. Die wichtigsten Atemwegserkrankungen, bei denen man kolloidales Silber einsetzen kann, werden in dem folgenden Kapitel beschrieben.

Angina tonsillaris ···› Mandelentzündung

Asthma bronchiale ···› Bronchialasthma

Bronchialasthma (Asthma bronchiale)

Vor allem in Industriestaaten spielt Asthma bronchiale eine wichtige Rolle. Immerhin leiden etwa 10 % der Kinder und 5 % der Erwachsenen daran.

Man unterscheidet zwischen allergisch bedingtem Bronchialasthma (exogene Form) und solchem mit unklarer Ursache (endogene Form). Allergene, die bei Betroffenen ein Bronchialasthma auslösen, sind vorwiegend Pollen, Hausstaubmilben, Hausstaub, Teile von Tierhaaren, -federn und -haut. Aber auch Luftschadstoffe, Tabakrauch, Anstrengung oder allergische Reaktionen auf bestimmte Nahrungsmittel und Medikamente sowie Bakterien oder Viren können die Ursache sein (siehe auch → Heuschnupfen).

Häufig tritt endogenes Asthma bronchiale schon bei Kindern auf, während sich die exogene Form meist erstmals im Erwachsenenalter bemerkbar macht, oft nach einer Atemwegsinfektion. Typisch für die mit anfallsweise auftretender Atemnot verbundene Krankheit sind keuchender Atem und trockener Husten. Bei einem akuten Asthmaanfall kommen Herzklopfen, Schweißausbrüche, Unruhe und Angst dazu. Ja, es kann sogar zu Sauerstoffmangel (Zyanose) kommen.

Bei durch Allergien verursachtem Bronchialasthma bei Erwachsenen zur Stärkung der Immunabwehr kurmäßig – z. B. in der Zeit des Pollenflugs – zweimal täglich 100 ml kolloidales Silber zu 25 ppm trinken.

Bei allergischem Asthma sollten Sie – wie bei allen Allergien – über eine Darmsanierung nachdenken (siehe *Die Darmsanierungstrias zur Pflege des Immunsystems*).

Durch spezielle Hauttests kann der Arzt in den meisten Fällen herausfinden, worauf jemand allergisch reagiert. Dann kann man diese Allergene, soweit möglich, meiden.

Bei schweren Verläufen auf jeden Fall einen Arzt aufsuchen.

Bronchialkatarrh ⇢ Bronchitis

Bronchitis

Verschiedene äußere Reize können eine Bronchitis, also eine Entzündung der Bronchialschleimhaut, hervorrufen. Solche Reize können bakterielle Infektionen oder allergische Reaktionen (siehe auch → Asthma bronchiale) sein. Seltener werden sie durch Viren oder Pilze verursacht. Aber auch das Einatmen von Giften oder eine akute Linksherzinsuffizienz können eine Bronchitis auslösen.

Man unterscheidet zwischen akuter und chronischer Bronchitis. Erstere tritt meist zusammen mit einer → Rhinitis, → Laryngitis oder → Tracheitis auf. Eine Bronchitis äußert sich durch Husten, feuchte Rasselgeräusche, Auswurf, leichtes Fieber und Brustschmerzen. Der Auswurf ist anfangs weißlich-schleimig und wird im weiteren Krankheitsverlauf gelblich bis grünlich oder gar bräunlich.

Die Bronchialzellen können Schleim und Schadstoffe nicht mehr abtransportieren und dadurch werden sogenannte Superinfektionen begünstigt. Das bedeutet, dass eindringende Bakterien nicht wie gewöhnlich nach außen transportiert und abgehustet werden können. Das wiederum kann zusätzliche Infektionen verursachen.

Eine chronische Bronchitis liegt nach Auffassung der Weltgesundheitsorganisation WHO dann vor, wenn man „Husten und Auswurf an den meisten Tagen während mindestens je drei Monaten in zwei aufeinander folgenden Jahren" hat. Wichtigste Ursache für eine chronische Bronchitis ist das Rauchen. Es versteht sich also von selbst, dass die erste Maßnahme in einem solchen Fall die Rauchentwöhnung ist. Es fällt zwar den meisten Menschen schwer sich von diesem Laster zu befreien, vergegenwärtigt man sich aber erst einmal den Zugewinn an Lebensqualität, ist man dem Ziel gleich ein gutes Stück näher.

Drei Tage lang morgens, mittags und abends je 100 bis 150 ml kolloidales Silber zu 25 ppm trinken, danach bis zur Symptombesserung 2-mal täglich 100 bis 150 ml. Zusätzlich kann man auch mit kolloidalem Silber inhalieren.

Eine weitere vorzügliche Hilfe ist es, eine Zwiebel klein zu hacken, in ein Tüchlein zu binden und nachts auf das Kopfkissen zu legen.

Auch natürliche Hustensäfte und Schleimlöser können zusätzlich eingenommen werden.

Generell ist eine ausreichende Flüssigkeitszufuhr bei einer Bronchitis besonders wichtig.

☺ Mein Enkel fehlte wegen immer wiederkehrender Erkältungen oft in der Schule und hatte auch ein Spray für die Bronchien. Nachdem er seit einem Jahr täglich ein Schnapsglas Silberwasser (25 ppm) erhält, fehlt er nicht mehr in der Schule und braucht auch kein Asthma-Spray mehr.

☺ Seit Jahren leide ich an chronischer Bronchitis und Atemwegserkrankungen. Das hat sich seit dem letzten Jahr sehr gebessert. 2004 besuchte ich zusätzlich noch den Salzheilstollen in Berchtesgaden und bei der heftigen Grippe, unter der ich seinerzeit litt, löste sich durch das Silberwasser alles viel schneller und es brach keine Bronchitis aus. Wenn ich spüre, dass ich krank werde, erhöhe ich die Dosis für drei Tage auf 3-mal täglich 50 bis 100 ml zu 25 ppm. Ansonsten verwende ich im Akutfall eine Woche lang dreimal täglich 20 ml zu 25 ppm kolloidales Silber, danach zweimal täglich.

Meine Bronchitis sollte laut Arzt mit einem Antibiotikum behandelt werden. Ich habe stattdessen 3-mal täglich 1 Esslöffel kolloidales Silber (25 ppm) genommen. Nach zehn Tagen war ich gesund.

MENSCHEN

Epiglottitis ···› Kehldeckelentzündung

Erkältung (Grippaler Infekt)

Eine Erkältung ist eine eher harmlose virusbedingte Entzündung der Nasen- und Rachenschleimhäute. Man kennt etwa 200 verschiedene Erkältungsviren, die leicht von Mensch zu Mensch übertragen werden. Eine Erkältung kündigt sich meistens mit einem Kratzen oder Kribbeln im Hals an. Weitere Symptome sind eine verstopfte und triefende Nase. Manchmal ist das Nasensekret gelblich-grün. Es können auch leichtes Fieber sowie Kopf- und Halsschmerzen auftreten und das Allgemeinbefinden ist stark gestört, man fühlt sich schlapp und lustlos.

Da es sich bei der Erkältung um eine Virusinfektion handelt, sind Antibiotika hier völlig fehl am Platze, denn sie sind nur gegen Bakterien wirksam. Kolloidales Silber ist hingegen auch gegen Viren nützlich. Es wird von vielen Menschen auch zur Erkältungsvorbeugung eingenommen. Zwar variieren die Dosierungen und Konzentrationen individuell. Wichtig aber ist, dass kolloidales Silber von Anwendern durchweg als hervorragender Erkältungsschutz bezeichnet wird.

Drei Tage lang morgens, mittags und abends je 100 bis 150 ml kolloidales Silber zu 25 ppm trinken, danach bis zur Symptombesserung 2-mal täglich 100 bis 150 ml. Vor dem Herunterschlucken gründlich mit dem Silberwasser gurgeln.

Zusätzlich ist bei einer Erkältung das Inhalieren mit 25 ppm kolloidalem Silber hilfreich.

Kolloidales Silber hat sich bei sämtlichen Infekten bewährt. So hatte meine Enkeltochter mit einem grippalen Infekt zu kämpfen, hatte Fieber, Kopf- und Gliederschmerzen usw. Ich gab ihr kolloidales Silber. Die Mutter hatte für den nächsten Tag bereits einen Termin beim Arzt vereinbart, zu dem ich das Kind begleitete. Der Arzt war regelrecht sauer, weil sich überhaupt kein desolater Zustand mehr feststellen ließ, wie ihn die Mutter geschildert hatte. Er verschrieb gottlob keinerlei Medikamente, wir sollten die „Sache" nur noch übers Wochenende beobachten.

☺ Ich habe in diesem Winter sehr gute Erfahrungen mit kolloidalem Silber bei der Vorbeugung von Erkältungen gemacht, wenn Kranke z. B. bei der Arbeit in meiner Nähe waren. Meistens konnte ich die Erkrankung bei den ersten Symptomen mit einer Tagesdosis von 2 cl kolloidalem Silber zu 50 ppm abwehren.

☺ Wenn ich bei einer Erkältung 200 ml 25 ppm kolloidales Silber einnehme, werde ich gleich wieder gesund oder der Heilungsprozess wird zumindest beschleunigt.

☺ Beim ersten Anzeichen von Erkältungsinfektionen nehme ich mehrmals täglich 15 bis 30 ml kolloidales Silber zu 25 ppm ein und gurgle damit vor dem Schlucken.

☺ Ich habe 50 ml kolloidales Silber zu 20 ppm vorbeugend eingenommen und blieb den ganzen Winter von Erkrankungen (Infektionen, Erkältung) verschont.

Grippaler Infekt → Erkältung

Grippe (Influenza epidemica)

Wie der Fachbegriff schon sagt, tritt eine Grippe meistens epidemisch auf, das heißt, aufgrund der hohen Ansteckungsrate sind immer gleich ganze Bevölkerungsteile betroffen. Es handelt sich um eine Virusinfektion der oberen Atemwege, die vor allem im Winter umso leichter ausbricht, je schwächer das Immunsystem ist. Meist klingt eine Grippe nach ein bis zwei Wochen wieder ab, sie kann aber auch eine gefährliche → Lungenentzündung zur Folge haben.

Eine Grippe äußert sich oft schon wenige Stunden nach der Ansteckung durch Frösteln, Schüttelfrost und hohes Fieber. Fehlen Schüttelfrost und hohes Fieber, handelt es sich meist nur um einen → grippalen Infekt (→ Erkältung). Weitere Grippesymptome sind Muskel- und Gliederschmerzen, Kopf-, Brust- und Augenschmerzen, Mattigkeit, Husten und Appetitlosigkeit sowie eine laufende Nase.

Zwar entwickelt der Mensch nach einer einmal durchgestandenen Infektion Immunität gegen die betreffenden Grippeviren. Da diese aber sehr wandlungsfähig sind, können sie unser Immunsystem leicht austricksen und wir stecken uns immer wieder mit neuen Typen an.

Drei Tage lang morgens, mittags und abends je 100 bis 150 ml kolloidales Silber zu 25 ppm trinken, danach bis zur Symptombesserung 2-mal täglich 100 bis 150 ml. Bei einer Grippe verhindert das kolloidale Silber auf jeden Fall Sekundärinfektionen und der Krankheitsverlauf wird verkürzt.

Zusätzlich sind homöopathische Grippemittel zu empfehlen.

Wenn ich kolloidales Silber (25 bis 50 ppm) bei Grippe oder Erkältung schon bei aufkeimenden Anzeichen eingenommen habe, bewirkte dies bis jetzt immer ein sofortiges Verschwinden der Symptome.

Halsentzündung

Eine Halsentzündung kann in einer → Mandelentzündung oder einer → Rachenentzündung begründet sein. Sie äußert sich unter anderem durch eine Entzündung der Hals- und Rachenschleimhaut, einen trockenen Hals und → Halsschmerzen sowie Schluckbeschwerden.

Mehrmals täglich gründlich mit 20 ml kolloidalem Silber zu 25 ppm gurgeln und das Silberwasser anschließend schlucken. Unterstützend zweimal täglich 100 ml kolloidales Silber zu 25 ppm trinken, bis die Symptome abgeklungen sind.

Bitte feuchte Halswickel und / oder Zitronenwickel nicht vergessen.

Bei einer Halsentzündung wende ich mit guter Wirkung 20 ml kolloidales Silber zu 25 ppm an.

Halsschmerzen

Mehrere Erkrankungen gehen mit Halsschmerzen einher. Dazu zählen zum Beispiel → Erkältung, → Mandelentzündung und → Rachenentzündung. Halsschmerzen sind oft von Husten, Heiserkeit und brennendem Schmerz begleitet.

Bei Halsentzündungen genügt es oft, 3- bis 6-mal gründlich mit 10 bis 15 ml kolloidalem Silber zu 25 ppm zu gurgeln und das Silberwasser anschließend zu schlucken. Sind die Halsschmerzen am nächsten Tag noch nicht verschwunden, weiter in der angegebenen Weise gurgeln und zusätzlich 2-mal 100 ml zu 25 ppm kolloidales Silber trinken.

Bitte feuchte Halswickel und / oder Zitronenwickel nicht vergessen.

☺ Halsschmerzen werden mit kolloidalem Silber sofort besser.

☺ Bei Halsschmerzen kann man frühzeitig mit dem Gurgeln beginnen (20 ml zu 25 ppm) bis zu 6-mal am Tag. Dann sind sie am nächsten Tag weg.

☺ Ein 42 Jahre alter Mann litt bereits seit vier Wochen unter starken Halsschmerzen. Die Anfangstherapie mit einem Antibiotikum blieb ohne Erfolg. Deshalb wurde die Behandlung auf ein Breitbandantibiotikum umgestellt, aber die Beschwerden bestanden weiterhin. Nachdem der Patient drei Tage lang dreimal täglich 150 ml kolloidales Silber zu 25 ppm zuerst gegurgelt und danach geschluckt hatte, war er beschwerdefrei.

Heiserkeit (Raucitas)

Wer kennt nicht den Zustand nach einer ausgelassenen Feier, bei der viel gesungen oder laut gesprochen, möglicherweise noch geraucht und Alkohol getrunken wurde? Am nächsten Tag versagt die Stimme kläglich. Sofern man überhaupt Laute hervorbringen kann, hört sich das eher nach rauem, leisem Krächzen an, das Sprechen schmerzt und es kratzt im Hals. Heiserkeit kann aber auch eine Begleiterscheinung einer → Erkältung, einer → Kehlkopfentzündung oder eines Atemwegsinfektes sein.

3- bis 6-mal täglich gründlich mit 15 ml kolloidalem Silber zu 25 ppm gurgeln und das Silberwasser anschließend schlucken.

Bitte feuchte Halswickel und / oder Zitronenwickel nicht vergessen.

Schonen Sie Ihre überstrapazierten Stimmbänder ein wenig und sprechen Sie möglichst eine Zeitlang gar nicht.

Heuschnupfen (Rhinitis allergica)

Wie der Fachbegriff schon sagt, liegt dem Heuschnupfen eine allergische Reaktion der Nasen- und Nasennebenhöhlenschleimhäute zugrunde. Diese werden durch Allergene in der Atemluft verursacht. Das können Pollen, Staub und andere Substanzen sein. Manche Menschen reagieren darauf mit überzogenen Abwehrreaktionen. Der jahreszeitlich unterschiedlich stark ausgeprägte Pollenflug führt zu verstopfter Nase und unangenehmem Niesen. Die Allergene können aber auch in den Augen, am Gaumen und im Hals Juckreiz auslösen und die Augen können sich röten (→ Bindehautentzündung).

Vorbeugend – zum Beispiel bei anstehendem Pollenflug – morgens und abends je 150 ml kolloidales Silber zu 25 ppm trinken. Außerdem mehrere Tropfen Silberwasser in die Nase träufeln und hochziehen. Sind die Augen in Mitleidenschaft gezogen, zusätzlich in jedes Auge einen Tropfen kolloidales Silber (25 ppm) einträufeln.

Führen Sie ab Januar eine Darmsanierung durch (siehe *Die Darmsanierungstrias zur Pflege des Immunsystems*). In schweren Fällen kann diese nach einem Jahr wiederholt werden.

Einem Heuschnupfen kann man teilweise vorbeugen, indem man den Kontakt mit den Allergenen vermeidet. Dazu lässt man vom Arzt die Allergene, auf die das Immunsystem überreagiert, durch einen Hauttest ermitteln. Sogenannte Pollenflugkalender (z. B. im Internet oder der Tageszeitung) geben Pollenallergikern wichtige Hinweise darauf, wann mit den für sie schädlichen Pollen zu rechnen ist.

Durch mehrmaliges tägliches Duschen kann man versuchen, die Pollenlast (z. B. in den Haaren) ein wenig zu reduzieren.

Halten Sie tagsüber möglichst die Fenster geschlossen, um sich vor Pollen zu schützen.

Durch eine Immunbehandlung (Hyposensibilisierung) bzw. Desensibilisierung lässt sich in vielen Fällen langfristig Abhilfe schaffen. Fragen Sie ihren Therapeuten danach.

Bei Heuschnupfen und Allergien nehme ich 100 ml kolloidales Silber zu 10 ppm ein. Es ist leicht herzustellen und anzuwenden. Ich konnte letztes Jahr auf sämtliche anderen Heuschnupfenmittel verzichten.

Ich leide an verschiedenen umweltbedingten Allergien. Früher musste ich bei Pollenflug an manchen Tagen unablässig niesen. Seit ich kolloidales Silber als Nasenspray benutze, muss ich nicht mehr niesen und auch die Nebenwirkungen der bisher eingenommenen Medikamente entfallen natürlich.

Letztes Jahr habe ich wegen einer Birkenpollenallergie von Februar bis Anfang Juni kolloidales Silber zu 25–30 ppm eingenommen (Januar bis März einmal täglich ½ Schnapsglas, April bis Juni 2-mal täglich ½ Schnapsglas und in die Nase gesprüht). Ich hatte während dieser Zeit keinerlei Beschwerden. Ich kann es gar nicht glauben und werde es dieses Jahr wieder versuchen.

Husten (Tussis)

Das Husten ist eigentlich ein ganz natürlicher Schutzreflex, wodurch Fremdkörper und Schleim aus den Atemwegen herausbefördert werden. Wird beim Husten Schleim ausgeworfen, spricht man von produktivem, ansonsten von unproduktivem oder trockenem Husten. Neben Rauch, Gasen und Nasenschleim lösen auch verschiedene Atemwegserkrankungen einen Hustenreiz aus.

Drei Tage lang morgens, mittags und abends je 100 bis 150 ml kolloidales Silber zu 25 ppm trinken, danach bis zur Symptombesserung zweimal täglich 150 ml.

Eine weitere vorzügliche Hilfe ist, eine Zwiebel klein zu hacken, in ein Tüchlein zu binden und nachts auf das Kopfkissen zu legen.

Hartnäckiges Husten spricht gut auf eine Akupunktur an (bei Kindern Laserakupunktur). Wenden Sie sich an einen Heilpraktiker Ihres Vertrauens.

Natürliche Hustensäfte und Schleimlöser können zusätzlich eingenommen werden.

Ein Kleinkind litt trotz fünfmonatiger homöopathischer Behandlung noch immer unter einem starken Husten. Mit kolloidalem Silber war das Kind nach einigen Wochen beschwerdefrei.

Kehldeckelentzündung (Epiglottitis)

Zwar selten, aber mitunter tödlich, sind vorwiegend Kinder im Alter von zwei bis sechs Jahren von einer Epiglottitis betroffen, ähnlich wie beim → Pseudokrupp. Auch die Symptome ähneln sich zum Teil sehr. Deshalb muss bei Fieber und rasselndem Atemgeräusch schnellstmöglich ein Arzt hinzugezogen werden. Dieser wird bei der Diagnose Kehldeckelentzündung umgehend eine Krankenhauseinweisung veranlassen. Dort wird dann die Atmung sichergestellt.

Ausgelöst wird die entzündliche Schwellung der Schleimhaut des Kehldeckels durch das hochgradig ansteckende Bakterium Haemophilus influencae. Die Schwellung entwickelt sich innerhalb weniger Stunden. Ganz plötzlich stellen sich Fieber, Schluckbeschwerden, Speichelfluss sowie Atemnot mit Pfeifgeräusch beim Einatmen (inspiratorischer Stridor) ein. Schon nach wenigen Stunden treten eine Blaufärbung (Zyanose) der Lippen, später des Gesichts, und Bewusstlosigkeit auf.

Zur allgemeinen Immunstärkung kann man vor allem in der kalten Jahreszeit täglich einmal 25 ml kolloidales Silber zu 25 ppm geben. Bei Kindern bitte die Faustregel zwei Milliliter kolloidales Silber pro Kilogramm Körpergewicht beachten.

Da eine Epiglottitis lebensgefährlich sein kann, muss im Akutfall ärztliche Hilfe gerufen werden.

Kehlkopfentzündung (Laryngitis ··· Pseudokrupp)

Ursache einer akuten Kehlkopfentzündung ist meist eine Virusinfektion, zum Beispiel bei einer → Erkältung. Sie kann aber auch auf eine Allergie zurückgehen (Pollen, Arzneimittel usw.). Tabak, Alkohol, andere Schadstoffe, aber auch die Überbeanspruchung der Stimme können eine chronische Laryngitis verursachen. Oft macht sich eine Kehlkopfentzündung durch → Heiserkeit bemerkbar. Weitere Symptome sind Schluckbeschwerden, trockener Reizhusten, Fieber und allgemeines Krankheitsgefühl.

Drei Tage lang morgens, mittags und abends je 100 bis 150 ml kolloidales Silber zu 25 ppm trinken, danach bis zur Symptombesserung täglich 2-mal 100 bis 150 ml. Vor dem Schlucken gründlich mit dem Silberwasser gurgeln.

Bitte auch an feuchte Halswickel und / oder Zitronenwickel denken und die Atemluft befeuchten (Luftbefeuchter).

Wichtig sind auch Bettruhe, kein Alkohol, kein Tabak.

Zusätzlich hat sich ein natürliches Medikament aus Meerrettichextrakt (Apotheke) bewährt.

Bei Kehlkopfentzündung verwende ich dreimal täglich 50 ml kolloidales Silber zu 25 ppm.

Keuchhusten (Pertussis, Tussis convulsiva)

Diese hoch ansteckende Bakterieninfektion befällt die gesamten Atemwege und betrifft hauptsächlich Säuglinge und Kleinkinder. Die Patienten leiden unter oft quälenden Hustenanfällen (tönendes Einatmen, stakkatoähnlicher Husten) mit dickflüssigem Schleim. Beim schnellen Einatmen nach dem Husten ist häufig ein typisches Keuchen zu hören. Neben den starken Atembeschwerden setzt die Atmung oft für etwa eine halbe Minute aus.

Ein Keuchhusten macht sich zunächst durch leichtes Husten, Bildung von

Nasensekret, Augenentzündung und leichtes Fieber bemerkbar. Nach einigen Tagen steigert sich der Schweregrad vor allem nachts. Dabei können Nasenbluten und Blutungen der Augenbindehaut sowie Erbrechen auftreten. Das Gesicht kann anschwellen und blau anlaufen, beim Husten wird die Zunge herausgestreckt.

Kleinkindern dreimal täglich 10 bis 20 ml kolloidales Silber zu 25 ppm einflößen. Bei Kindern bitte die Faustregel zwei Milliliter pro Kilogramm Körpergewicht beachten.

Zusätzlich warme feuchte Brustwickel machen und ein Zwiebelsäckchen auf das Kopfkissen legen.

Bei Keuchhusten ist eine Akupunktur sehr hilfreich (bei Kindern Laserakupunktur).

Geben Sie dem Patienten häufig kleine Mahlzeiten und viel zu trinken. Schützen Sie das Kind vor Reizen, die einen Hustenanfall auslösen können (z. B. Rauch oder Luftzug).

Krupp ⇢ Pseudokrupp

Laryngitis ⇢ Kehlkopfentzündung ⇢ Pseudokrupp

Lungenentzündung (Pneumonie)

Unter dem Begriff Lungenentzündung fasst man verschiedene, meist bakteriell oder viral bedingte akute oder chronische Erkrankungen der Lunge zusammen. Weitere Auslöser können Mykoplasmen oder Pilze sein. Bei einer Lungenentzündung kann die gesamte Lunge oder auch nur ein Teil davon betroffen sein. Eine Lungenentzündung ist eine sehr ernsthafte Erkrankung, die tödlich enden kann. Die Prognose hängt unter anderem vom Allgemeinzustand des Patienten ab.

Sie äußert sich durch verschlechtertes Allgemeinbefinden, Kurzatmigkeit, Fieber, Schüttelfrost, Husten mit gelbgrünem und manchmal blutigem Auswurf sowie stechendem Brustschmerz, der sich beim Einatmen verschlimmert.

Drei Tage lang morgens, mittags und abends je 100 bis 150 ml kolloidales Silber zu 25 ppm trinken, danach bis zur Symptombesserung 2-mal täglich 100 bis 150 ml. Auf jeden Fall einen Arzt aufsuchen!

Ein zusätzlicher nützlicher Tipp: eine Zwiebel klein hacken, in ein Tüchlein binden und nachts auf das Kopfkissen legen.

Bei Keuchhusten ist eine Akupunktur sehr hilfreich (bei Kindern Laserakupunktur).

Auch natürliche Hustensäfte und Schleimlöser können zusätzlich eingenommen werden.

Jahrelang war ich anfällig für Atemwegserkrankungen. Im Dezember 1998 hatte ich mir schließlich eine Lungenentzündung zugezogen, verursacht durch Staphylokokken. Sie waren resistent gegenüber Antibiotika und deshalb sehr gefährlich. Nach sieben Behandlungsversuchen mit Antibiotika und zwei mit Steroiden innerhalb eines halben Jahres existierten die Erreger noch immer und außerdem hatten sich Nebenwirkungen eingestellt. Ich fühlte mich schlechter als zuvor und begann zu verzweifeln. Auch meine Ärztin wusste keinen Rat mehr. Da empfahl mir ein Freund kolloidales Silber. Ich nehme es nun seit drei Wochen und vom ersten Tag an besserten sich meine Atemprobleme und mein Husten. Ich fühle mich richtig wohl. Sogar meine Ärztin ist erstaunt und es lassen sich keine Staphylokokken mehr nachweisen.

Die Eltern eines 14-jährigen, mehrfach behinderten Mädchens riefen mich verzweifelt an, weil ihre Tochter mit einer schweren Lungenentzündung beatmet im Krankenhaus lag. Sie war seit Monaten nicht mehr fieberfrei und hatte antibiotikaresistente Keime (Pseudomonas aeroginosa) in der Lunge und schien für eine „rettende" Therapie nicht mehr vorgesehen. Die Eltern gaben ihr 3-mal 100 ml kolloidales Silber zu 25 ppm über die Magensonde auf nüchternen Magen. Nach drei Tagen war sie fieberfrei und konnte von der Beatmung entwöhnt werden. Anschließend bekam die Patientin zweimal 50 ml Silberwasser zu 25 ppm. Auch nach drei Monaten waren keine Rezidive oder die früheren Zyanosen (Blaufärbung der Haut aufgrund von Sauerstoffmangel) mehr aufgetreten.

Mandelentzündung (Angina tonsillaris, Tonsillitis, Tonsillopharyngitis)

Die Gaumenmandeln sind Teil unseres Immunsystems und dienen der Abwehr von Krankheitserregern am Körpereingang. Dabei kann es vorkommen, dass sie – vorwiegend bei Kindern – selbst Ziel einer Infektion werden und sich entzünden.

Eine Tonsillitis äußert sich durch Halsschmerzen, Schluckbeschwerden, kloßige Sprache und ein Engegefühl im Hals, der Rachen ist rot entzündet, die Zunge belegt. Außerdem treten Mundgeruch und plötzlich hohes Fieber mit teilweise Schüttelfrost auf und die Patienten klagen über Glieder-, Ohren- und Kopfschmerzen. Die Halslymphknoten schwellen an und werden druckempfindlich.

Drei Tage lang morgens, mittags und abends je 100 bis 150 ml kolloidales Silber zu 25 ppm trinken, danach bis zur Symptombesserung 2-mal täglich 100 bis 150 ml. Vor dem Schlucken gründlich mit dem Silberwasser gurgeln.

Zur Standardtherapie gehört auch Bettruhe.

Bitte feuchte Halswickel und / oder Zitronenwickel nicht vergessen.

Nasennebenhöhlenentzündung (Sinusitis)

Die Schleimhäute der Nasennebenhöhlen, das sind lufthaltige Knochenhöhlen, können sich aufgrund verschiedener Ursachen akut oder chronisch entzünden. Solche Entzündungen werden durch individuelle anatomische Gegebenheiten mitunter begünstigt und manche Menschen scheinen besonders anfällig dafür zu sein. Meist tritt eine Sinusitis bei → Schnupfen auf. Sie kann aber auch durch Zahnentzündungen hervorgerufen werden. Als Symptome treten auf: Eiterung und mitunter Eiteransammlung, Mattigkeit, Kopfschmerzen und Schmerzen im Gesicht mit Spannungs- und Druckgefühl sowie einseitig eingeschränkte Nasenatmung. Es können auch pochende Schmerzen oder Fieber auftreten.

3- bis 6-mal täglich mehrere Tropfen kolloidales Silber zu 25 ppm in jedes Nasenloch träufeln und hochziehen. Außerdem drei Tage lang morgens, mittags und abends je 100 bis 150 ml kolloidales Silber zu 25 ppm trinken, danach bis zur Symptombesserung täglich 2-mal 100 bis 150 ml. Auch Inhalationen mit Silberwasser sind zwischendurch möglich.

Zusätzlich haben sich natürliche Schleimlöser und Kamillendampfbäder bewährt.

Vorübergehend können Sie durchaus auch abschwellende Nasensprays verwenden.

Eine vorzügliche Wirkung kann auch durch Akupunktur erzielt werden.

☺ Bei Nebenhöhlendruck verwende ich 5-mal täglich Sprühstöße mit 5 ppm kolloidalem Silber. Es tritt eine rasche Besserung ein, der Druck kann aber wiederkommen.

Bei Entzündungen der Nasennebenhöhle verwende ich 5 bis 10 ml (= ½ bis 1 Pipette) kolloidales Silber zu 25 ppm als Nasentropfen; meist mit gutem Erfolg.

Nasenschleimhaut, trockene

In überhitzten trockenen Räumen, bei starker körperlicher Anstrengung oder auf Flügen und langen Bahnreisen können die Nasenschleimhäute sehr trocken werden (siehe auch → Augenentzündung).

Zwei bis vier Tropfen kolloidales Silber zu 25 ppm vorbeugend oder bei Bedarf in die Nase träufeln.

In trockenen Räumen sollten Sie einen Luftbefeuchter aufstellen oder im Winter ein Gefäß mit Wasser auf die Heizung stellen, um die Luftfeuchtigkeit zu erhöhen.

Mir hilft vorbeugendes Besprühen der Schleimhäute (Mund und Nase) während oder nach Flügen mit kolloidalem Silber zu 25 ppm.

Pollenallergie → Heuschnupfen

Pseudokrupp (Laryngitis subglottica)

Zur Unterscheidung vom „echten" Krupp, der früher durch Diphtherie (kommt heute wegen der Durchimpfung der Bevölkerung nicht mehr vor) ausgelöst wurde, spricht man bei ähnlichen Erkrankungen meistens von Pseudokrupp. Es handelt sich um eine Kehlkopfenge, die durch eine Entzündung des Kehlkopfes und Schleimhautschwellung unter den Stimmbändern hervorgerufen wird. Der Pseudokrupp ist von der seltenen, aber gefährlichen → Epiglottitis und von Fremdkörperaspiration zu unterscheiden.

Verursacht wird Pseudokrupp vorwiegend durch Viren, die Erkrankung kann aber auch bakterielle oder allergische Ursachen haben. Betroffen sind vorwiegend Kleinkinder bis zum Alter von etwa fünf Jahren. Offenbar gibt es Kinder, die besonders anfällig für einen Pseudokrupp sind. Er tritt meist in der kalten Jahreszeit und nachts auf und äußert sich durch einen charakteristischen tiefen bellenden Husten, Heiserkeit und Pfeifgeräusche beim Einatmen (inspiratorischer Stridor), Erstickungsangst sowie eventuell Blaufärbung (Zyanose). Es kann auch Fieber auftreten.

Wenn ein Kind besonders anfällig für Pseudokrupp ist, kann man ihm vor allem in der kalten Jahreszeit vorbeugend zur Immunstärkung täglich 10 bis 20 ml kolloidales Silber zu 25 ppm geben. Beachten Sie bei Kindern bitte die Faustregel zwei Milliliter pro Kilogramm Körpergewicht.

Da die Atemnot zu Erstickungsangst führt, steht im Akutfall die Beruhigung des Patienten im Vordergrund.

Feuchte Luft ist im Akutfall ebenfalls hilfreich (feuchte Tücher über die Heizung hängen oder Wasserhahn im Bad aufdrehen und sich mit dem Kind danebensetzen). Sie können auch mit dem Patienten an die feuchte Herbst- oder Winterluft gehen.

Je nach Schwere des Akutfalls helfen hoch dosierte Glukokortikoidzäpfchen oder Epinephrin in kürzester Zeit. Schr schwcrc Fälle müssen in der Klinik versorgt werden. Rufen Sie gegebenenfalls einen Arzt.

Rachenentzündung (Pharyngitis)

Eine Rachenentzündung wird meistens durch Viren, selten durch Bakterien verursacht und kann mit einer → Mandelentzündung, einer → Erkältung oder einer → Grippe einhergehen. Sie äußert sich unter anderem durch eine rot gefärbte und geschwollene Rachenschleimhaut, einen trockenen Hals, → Halsschmerzen, eine → Halsentzündung sowie Schluckbeschwerden und ein allgemeines Krankheitsgefühl. Mitunter sind nur die Seitenstränge (→ Seitenstrangangina) betroffen.

Mehrmals täglich gründlich mit 20 ml kolloidalem Silber zu 25 ppm gurgeln und das Silberwasser anschließend schlucken. Unterstützend zweimal täglich 100 ml kolloidales Silber zu 25 ppm trinken, bis die Symptome abgeklungen sind.

Bitte feuchte Halswickel und / oder Zitronenwickel nicht vergessen.

Zusätzlich hat sich ein natürliches Medikament aus Meerrettichextrakt (Apotheke) bewährt.

Rhinitis → Schnupfen

Sarkoidose der Lunge

Sarkoidose ist eine entzündliche Bindegewebserkrankung verschiedener Organe (meist Lymphknoten und Lunge), die mit der Bildung kleiner

Knötchen (Granulome) und erhöhter Immunreaktion einhergeht. In Deutschland sind bis zu 30 von 100 000 Menschen betroffen, wobei die Krankheit meistens zwischen dem 20. und 40. Lebensjahr auftritt. Je nach betroffenen Organen und Verlaufsform kann die Sarkoidose verschiedene Krankheiten nachahmen. Symptome sind u. a. Lymphknotenschwellung, Druckgefühl im Oberkörper, Husten, Atemnot, Fieber, Müdigkeitssyndrom, Gelenkschmerzen, Hautveränderungen, Störungen des Nervensystems, Sehstörungen und viele mehr. Oft kommt es zur Selbstheilung. Da die genaue Ursache nicht bekannt ist – man vermutet die Beteiligung genetischer Faktoren – kann man schulmedizinisch bei chronischen Verläufen u. a. mit Kortison und Immunsuppressiva nur die Symptome unterdrücken. Wegen der Ähnlichkeit von Sarkoidose und Tuberkulose wird eine bakterielle Ursache für möglich gehalten.

Drei Tage lang morgens, mittags und abends jeweils 150 ml kolloidales Silber zu 25 ppm trinken, danach bis zur Symptombesserung täglich 2-mal 150 ml.

Zur Behandlung von Sarkoidose hat sich die Magnetfeldtherapie bewährt.

Ich habe kolloidales Silber über ein Sarkoidose-Forum kennen gelernt; dort las ich den Erfahrungsbericht einer jungen Frau, die damit das Kortison reduzieren konnte. Ich halte es für eine gute Alternative und hoffe auf die Langzeitwirkung.

Deutsche Sarkoidose-Vereinigung gemeinnütziger e.V., Bundesverband, Postfach 30 43, D-40650 Meerbusch, Telefon: 02150/705960, Telefax: 02150/7059699, E-Mail: sarkoidose@aol.com, Internet: www.sarkoidose.de

Schnupfen (Rhinitis)

Neben der → Erkältung ist Schnupfen eine der eher „banalen“ Krankheiten, die fast jeden mehr oder weniger regelmäßig erwischt. Auslöser sind Viren. Bei einem Schnupfen ist die Nasenschleimhaut entzündet. Er beginnt trocken mit Kitzeln und Brennen in Nase und Rachen. Bei einer akuten Rhinitis, die auch Erstsymptom für eine andere Erkrankung sein kann, stehen die Absonderung von eitrigem Schleim und eine verstopfte Nase im Vordergrund. Durch Fremdkörper in der Nase oder Gifte usw. kann ein chronischer Schnupfen entstehen.

3- bis 6-mal täglich mehrere Tropfen kolloidales Silber zu 25 ppm in jedes Nasenloch träufeln und hochziehen. Außerdem drei Tage lang morgens, mittags und abends je 100 bis 150 ml kolloidales Silber zu 25 ppm trinken, danach bis zur Symptombesserung täglich 2-mal 100 bis 150 ml. Zwischendurch sind auch Inhalationen mit Silberwasser möglich.

☺ Die Schnupfenbekämpfung funktioniert absolut sicher. Ich wende kolloidales Silber so an, wie ich es früher mit Salzwasser getan habe: Watte mit der Flüssigkeit tränken, tropfnass ist nicht nötig, gut angefeuchtet reicht aus; in jeweils nur ein Nasenloch verbringen, wo es ziemlich lange bleiben kann. Man kann schließlich problemlos durch das nicht verschlossene atmen, vorausgesetzt, man ist gleich bei den ersten Anzeichen tätig geworden.

☺ Bei Schnupfen verwende ich 25 ppm kolloidales Silber als Nasentropfen, und zwar 3-mal 2–4 Tropfen. Es hilft sehr gut.

☺ Ich habe meinen Dauerschnupfen mit anfangs leicht gelblichem Sekret mit 3-mal 1 Teelöffel kolloidalem Silber (20–25 ppm) behandelt. Nach vier Wochen war der Schnupfen weg. Als ich mit der Einnahme aufhörte, kam auch der Schnupfen wieder. Ich machte weiter und nach weiteren zwei Wochen war er ganz verschwunden.

Seitenstrangangina

Manchmal – vor allem bei Menschen, deren Mandeln entfernt wurden – sind von einer → Rachenentzündung nur die seitlichen Lymphbahnen betroffen, die vom Ohr abwärts verlaufen. Das kann infolge einer → Erkältung oder eines → Schnupfens passieren. Einer solchen Viruserkrankung kann eine bakterielle Infektion folgen, die Seitenstrangangina.

Anzeichen sind Hustenreiz, Kratzen im Hals und Schluckbeschwerden, ein trockener Hals, Mattigkeit, Fieber und Kopf- und Ohrenschmerzen. Außerdem sind die Lymphknoten an den Kieferwinkeln druckempfindlich. Die Lymphbahnen (Seitenstränge) röten sich, sind weiß gestippt und treten wulstartig hervor.

In schweren Fällen oder bei Immunschwäche können als Komplikationen eine → Mittelohrentzündung oder Herz- und Nierenentzündungen auftreten.

Drei Tage lang morgens, mittags und abends je 100 bis 150 ml kolloidales Silber zu 25 ppm trinken, danach bis zur Symptombesserung 2-mal täglich 100 bis 150 ml. Vor dem Schlucken gründlich mit dem Silberwasser gurgeln.

Warme Halswickel und Bettruhe unterstützen den Heilungsprozess.

Sinusitis ···› **Nasennebenhöhlenentzündung**

Stirnhöhlenvereiterung ···› **Nasennebenhöhlenentzündung**

Tonsillitis ···› **Mandelentzündung**

Kolloidales Silber bei Erkrankungen der Haut

So wie die Augen der Spiegel unserer Seele sind, so spiegelt die Haut oft den Gesundheitszustand eines Menschen wider. An der Haut können wir erkennen, ob jemand jung oder alt, verlebt oder vital geblieben ist. Aufgrund des äußeren Anscheins urteilen wir, ob jemand eine gesunde oder kranke Hautfarbe hat.

Da die Haut eine knapp zwei Quadratmeter große Grenzfläche zwischen Umwelt und Organismus darstellt, ist ihre Unversehrtheit von größter Bedeutung. Sie übernimmt etliche lebenswichtige Aufgaben wie die Abwehr von Krankheitserregern, den Tastsinn, die Temperaturregulierung usw. Außerdem enthält die Haut verschiedene hoch spezialisierte Zellen (Talgdrüsen, Schweißdrüsen, Temperaturrezeptoren, Tastzellen und freie Nervenendigungen) und auch ihre Anhangsgebilde, beispielsweise die Haare, übernehmen Spezialaufgaben.

Aufgrund ihrer exponierten Lage ist die Haut natürlich auch vielen Strapazen und schädlichen äußeren Einflüssen ausgesetzt. Dazu zählen mechanische Zerstörung (Wunden, Schürfwunden), Umweltgifte (Abgase, Zigarettenrauch usw.), UV-Strahlung und vieles mehr. Aber auch innere Einflüsse wirken sich auf den Zustand unserer Haut aus. So sind Hautkrankheiten fast immer Ausdruck eines gestörten darmabhängigen Immunsystems. Deshalb sollte im Rahmen der Behandlung von Hautkrankheiten immer auch eine Darmsanierung durchgeführt werden (siehe *Die Darmsanierungstrias zur Pflege des Immunsystems*).

Abszess ⇢ Eitergeschwür

Afterjucken (Pruritus ani) ⇢ Hämorrhoiden und ⇢ Hautjucken

Akne vulgaris (Pickel, Hautausschlag)

Wem haben sie nicht die Kindheits- und Jugendjahre während der Pubertät schwer gemacht, die scheinbar unbesiegbaren Pickel? Unter Akne vulgaris versteht man eitrige Entzündungen und Verstopfung der Talgdrüsen und der Haarbälge. Bei der Entstehung spielen verschiedene Faktoren zusammen, nämlich Vererbung, Immunreaktionen, hormonelle Einflüsse, Bakterien und mitunter psychische Gründe. Die Eiterpickel blühen hauptsächlich auf

Hautbezirken, die reich an Talgdrüsen sind. Betroffen sind deshalb vor allem Hals, Rücken, Brust und Gesicht. Die juckenden Pickel verführen zum Kratzen, was die Entzündung weiter verschlimmern und sogar zur Narbenbildung führen kann.

Schon vor mehr als 200 Jahren wurde Silbernitrat unter anderem bei Akne und Entzündungen eingesetzt.

Zur äußerlichen Behandlung die Aknepickel mehrmals täglich mit in 50 ppm kolloidalem Silber getränkten Tupfern reinigen und abtupfen. Auf besonders stark betroffene Stellen über Nacht mit Silberwasser getränkte Tupfer auflegen und mit einer Mullbinde oder einem Heftpflaster fixieren.

Morgens und abends je 100 bis 150 ml kolloidales Silber zu 25 ppm trinken.

Bei Akne vulgaris auch eine Darmsanierung durchführen (siehe Kapitel *Die Darmsanierungstrias zur Pflege des Immunsystems*).

Als Gesichtswasser leistet kolloidales Silber bei unreiner Haut wertvolle Dienste. Pickel haben schließlich auch etwas mit Entzündungen zu tun! ☺

Bei Pickeln mehrmals täglich 25 ppm kolloidales Silber auftupfen. ☺

Ich nehme kolloidales Silber zur Stärkung des Immunsystems und gegen meine großen Poren. Es kommt mir vor, als sei meine Problemhaut schon nach fünf Behandlungstagen wesentlich kleinporiger geworden. ☺

Allergie ···› Hautallergien

Atopisches Ekzem ···› Hautallergien

Bartflechte (Folliculitis barbae)

Durch Bakterien, vor allem Staphylococcus aureus, können Entzündungen der Barthaarbälge verursacht werden. Eine solche Entzündung wird besonders durch chronischen → Schnupfen, Diabetes und Immunschwäche gefördert.

Betroffene Stellen mehrmals täglich mit 50 ppm kolloidalem Silber abwaschen. Zusätzlich drei Tage lang morgens und abends je 100 ml kolloidales Silber zu 25 ppm trinken.

Desinfizieren Sie regelmäßig den Rasierer. Auch hierfür können Sie kolloidales Silber verwenden (→ siehe Kapitel *Kolloidales Silber im Haushalt*).

☺ Bei Bartflechte konnte ich mit kolloidalem Silber Linderung erzielen.

☺ Bei Hautproblemen wie Bartflechte verwende ich äußerlich 50 ppm kolloidales Silber.

Brand (Gangrän)

Ein Brand entsteht meist aufgrund mangelhafter Blutversorgung, infolgedessen Gewebe oder ganze Gliedmaßen absterben. Die betroffenen Körperteile verfärben sich schwarz und werden schmerzunempfindlich, wenn sie abgestorben sind. Vorher sind ein Taubheitsgefühl und starker Schmerz zu spüren. Die um das abgestorbene Gewebe befindliche Haut ist meistens eitrig, geschwollen und rot. Bei feuchter Gangrän (Faulbrand) verursachen Fäulnisbakterien zusätzlich einen fauligen Geruch. Liegt keine zusätzliche bakterielle Entzündung vor, spricht man von trockener Gangrän.

Eine Gangrän kann durch Atherosklerose, Thrombose, → Frostbeulen, → Verbrennungen oder eine Embolie verursacht werden. Häufig stellt sie eine Komplikation bei Diabetes mellitus (z. B. diabetischer Fuß) oder bei starken Rauchern (Raucherbein) dar und die betroffenen Gliedmaßen müssen amputiert werden. Besonders gefürchtet ist der sogenannte Gasbrand, der vor allem im Krieg auftrat.

Das betroffene Hautareal dreimal täglich mit kolloidalem Silber zu 25 ppm auswaschen oder besprühen. Zur allgemeinen Immunstärkung morgens und abends jeweils 150 ml kolloidales Silber zu 25 ppm trinken.

Bei Anzeichen eines Brandes die Durchblutung der betroffenen Areale mit Wechselbädern zu verbessern suchen. Diabetiker müssen besonders darauf achten, dass sie sich nicht versehentlich an gefühllosen Bereichen verletzen, z. B. beim Nägelschneiden oder Barfußlaufen. Solche Verletzungen werden oft nicht bemerkt und können sich entzünden.

☺ Ich habe kolloidales Silber über eine Reisebekanntschaft in Indien kennen gelernt. Die Bekannte hat mit kolloidalem Silber ihrem Mann die Amputation des Beines erspart. Das Bein war vollkommen mit Bakterien besiedelt, die nicht in den Griff zu bekommen waren. Durch tägliches Besprühen mit kolloidalem Silber konnte der Heilungsprozess wieder in Gang gebracht werden und die offenen Wunden schlossen sich allmählich wieder.

☺ Nach einem Motorradunfall vor 14 Jahren entzündete sich mein Bein immer wieder. Deshalb riet mir mein Arzt wiederholt zu einer Amputation. Vor zwei

Wochen war es dann wirklich fast so weit. Ich hatte eine derart schlimme Blutvergiftung, dass das Bein tatsächlich gefährdet war. Die Alternative wäre mein Tod gewesen. Obwohl ich sehr skeptisch war, hörte ich auf den Rat eines Freundes und probierte kolloidales Silber aus. Ich träufelte es direkt auf die Wunde. Schon nach einer Woche hatten sich die Symptome gebessert, und die Wunde heilte schnell.

Dekubitus ···> Wundliegen

Dornwarze (Sohlenwarze, Verruca plantaris)

Dornwarzen nennt man harte, schwielige → Warzen, die vorwiegend an Druckstellen der Fußsohlen vorkommen und dornartig in die Tiefe wachsen. Sie haben eine raue Oberfläche und sind druckempfindlich. Vor allem im Schwimmbad und öffentlichen Duschen steckt man sich mit Dornwarzen an.

Dornwarzen sind ein schönes Beispiel dafür, wie individuell unterschiedlich die Erfahrungen mit kolloidalem Silber sind und dass man manchmal auch etwas Geduld haben muss.

Mit 50 ppm kolloidalem Silber satt getränkte Tupfer auflegen, die über Nacht mit Heftpflaster fixiert werden. Außerdem drei Tage lang morgens, mittags und abends je 100 bis 150 ml kolloidales Silber zu 25 ppm trinken, danach bis zur Symptombesserung täglich 2-mal 100 bis 150 ml.

Ich habe gegen meine Dornwarze 100 ml kolloidales Silber zu 25 ppm eingenommen. Ich bin so begeistert, dass meine Dornwarze in kürzester Zeit verschwunden war.

Bei Dornwarzen verwende ich 50 ppm kolloidales Silber, und zwar einen Teelöffel täglich. Die Dornwarze trocknete quasi aus, nachdem ich täglich und über Monate hinweg mit kolloidalem Silber getränkte Tücher auflegte.

Bei Dornwarzen habe ich 2-mal 50 ml kolloidales Silber zu 25 ppm innerlich und zu 40 ppm äußerlich verwendet. Ich hatte nach zwei Wochen leider keinen Erfolg. (Anmerkung der Autoren: In diesem Fall war die Anwendungsdauer vermutlich zu kurz.)

Eiterbeule ···> Furunkel

Eiterflechte (Grindflechte, Impetigo, Pustelflechte)

Dieser Hautauschlag tritt hauptsächlich im Bereich von Mund und Nase auf. Die bakteriell ausgelöste Infektion äußert sich durch rötliche Flecken mit eitrigen Bläschen. Wenn diese aufplatzen, nässen sie und es entstehen gelbliche Krusten. Zwar tritt diese Erkrankung dank des heutigen Hygienestandards kaum noch auf, kann aber wegen der hohen Infektiosität in Schulen hin und wieder immer noch kleinere Epidemien auslösen.

Die betroffenen Stellen mehrmals täglich vorsichtig mit kolloidalem Silber (25 ppm) abwaschen.

Schicken Sie ihr Kind während der etwa einwöchigen Ansteckungsphase nicht zur Schule. Benutzen Sie keine Handtücher von Infizierten. Wäsche und Handtücher kochen (60 bis 95 Grad).

Eitergeschwür (Abszess)

Infolge einer meist bakteriellen, aber auch viralen Entzündung oder eines Pilzbefalls (siehe → Hautpilz) bildet sich aus den Abwehrzellen, zerstörten Gewebszellen und den abgewehrten Erregern Eiter. Die abgekapselte Eiteransammlung bildet dann einen Abszess, der nicht nur an der Haut, sondern an allen Organen und Geweben auftreten kann (siehe → Zahnabszess).

Häufig treten Abszesse in den Achselhöhlen und der Leistengegend auf, weil sich dort besonders viele Lymphknoten zur Infektabwehr befinden. Ein großes Eitergeschwür kann Fieber und Schüttelfrost, Schweißausbrüche und Übelkeit hervorrufen. Hautabszesse zeigen sich oft durch rötliche, druckempfindliche Entzündungen und pulsierenden Klopfschmerz.

Zur äußerlichen Behandlung mit 50 ppm kolloidalem Silber gut getränkte Tupfer über Nacht auflegen und mit einer Mullbinde fixieren. Verband morgens und abends wechseln. Außerdem drei Tage lang morgens, mittags und abends je 100 bis 150 ml kolloidales Silber zu 25 ppm trinken, danach bis zur Symptombesserung täglich 2-mal 100 bis 150 ml.

Zusätzlich sollten Sie eine Darmsanierung durchführen (siehe *Die Darmsanierungstrias zur Pflege des Immunsystems*).

Zur Ableitung des Eiters kann ein Abszess chirurgisch von einem Arzt eröffnet werden.

Ekzem (Juckflechte)

Unter dem Begriff Ekzem fasst man verschiedene stark juckende Hautentzündungen zusammen, die nicht ansteckend sind. Es gibt verschiedene Einteilungsformen, was die Zuordnung mitunter erschweren kann. Orientiert man sich am Verlauf der Krankheit, kann man zwischen akutem und chronischem Ekzem differenzieren. Ersteres äußert sich durch Hautrötung, Bläschen, Nässe, Schwellungen, Erosionen und Verkrustung. Beim chronischen Ekzem kommt es zu → Hautrissen, Verhornung, vergröberter Haut und Schuppenbildung.

Man kann auch nach der Herkunft der Auslöser zwischen exogenem (äußere Faktoren) oder endogenem Ekzem (innere Faktoren) unterscheiden.

Das atopische Ekzem (endogenes Ekzem) ist eine Immunantwort auf Umwelteinflüsse. Auch psychische Faktoren, Vererbung und Fettstoffwechselstörungen der Haut spielen eine Rolle. Es tritt meist bei kleinen Kindern auf und äußert sich dann unter anderem durch Symptome am Kopf (Milchschorf).

Bei Erwachsenen tritt oft ein kreisrundes, münzförmiges (nummuläres) Ekzem auf. Es ähnelt einem → Hautpilz, hat aber eine nicht bekannte Ursache und ist sehr hartnäckig.

Die betroffenen Areale äußerlich mehrmals täglich mit 50 ppm kolloidalem Silber betupfen. Außerdem 2-mal täglich 100 ml kolloidales Silber zu 25 ppm einnehmen.

Bitte die Darmsanierung nicht vergessen (siehe *Die Darmsanierungstrias zur Pflege des Immunsystems*).

Erfrierung (Congelatio)

Im Winter oder an kalten Orten sind vor allem Ohren, Nase, Finger und Zehen gefährdet, zu erfrieren. Begünstigt wird dies durch schlechte Durchblutung (zum Beispiel bei Rauchern). Erfrierungen werden in mehrere Schweregrade eingeteilt. In leichten Fällen (1. Grades) wird die betroffene Haut blass und gefühllos und schmerzt. Nach Erwärmung ist ein Juckreiz zu verspüren. Zu den leichten Formen zählen auch die Frostbeulen, die nach schneller Erwärmung unterkühlter Haut entstehen.

Bei Erfrierungen 2. Grades entstehen Blasen, die wieder narbenfrei verheilen. In schwereren Fällen (3. Grades) stirbt Gewebe völlig ab (→ Gangrän) und es können sich blaurote Blutblasen bilden. Sie hinterlassen nach der Heilung Narben.

Nach Wiedererwärmung mehrmals täglich betroffene Stellen vorsichtig mit kolloidalem Silber zu 25 ppm einreiben. Zusätzlich drei Tage lang morgens und abends je 150 ml kolloidales Silber trinken.

In leichten Fällen betroffene Stellen langsam erwärmen. Keine Massage oder Einreibung mit Schnee! Bei schweren Erfrierungen ärztliche Hilfe suchen.

☺ Gegen Frostbeulen und die unangenehmen Begleiterscheinungen empfahl ich jemandem kolloidales Silber. Auch hier half es hundertprozentig. Die Frostbeulen sind vollständig verschwunden.

Erysipel → Wundrose

Faulbrand → Brand

Feigwarzen (Feuchtwarzen, Kondylome)

Feigwarzen sind sexuell übertragbare weiche Warzen im Intimbereich, nämlich an After, Vagina und Penis. Die Inkubationszeit dieser Virusinfektion beträgt vier Wochen bis zu 18 Monaten. Zunächst bilden sich kleine Knötchen, die hahnenkamm- oder blumenkohlartig wuchern können. Sie begleiten oft Geschlechtskrankheiten und können auch nach der Entfernung immer weder auftreten. Da man einen Zusammenhang mit Gebärmutterhalskrebs vermutet, sollten sich betroffene Frauen regelmäßig entsprechend untersuchen lassen.

Äußerlich mehrmals täglich mit 25 ppm kolloidalem Silber betupfen und über Nacht mit satt getränkten Tupfern behandeln. Gegebenenfalls mit Intimeinlagen abdecken.

Außerdem drei Tage lang morgens, mittags und abends 100 bis 150 ml kolloidales Silber zu 25 ppm trinken, danach bis zur Symptombesserung täglich 2-mal 100 bis 150 ml.

Da Feigwarzen beim Geschlechtsverkehr übertragen werden, müssen sich ggf. beide Partner behandeln lassen.

☺ Seit wenigen Wochen nehme ich kolloidales Silber und etwas Unglaubliches ist geschehen: Ich hatte mir vor Jahren Kondylome weglasern lassen, litt aber noch immer an dauerhaften Entzündungen sowie unerträglichem Juckreiz. Diese Beschwerden sind, seitdem ich kolloidales Silber nehme, völlig verschwunden.

Ich hatte Feigwarzen, die mit Schlinge, Betupfen mit vom Hautarzt verschriebenen Medikamenten, Salben und aggressiven Substanzen nicht in den Griff zu bekommen waren. Dann benutzte ich Silberwasser und nach drei Tagen war alles weg.

Feuchtwarzen ··· Feigwarzen

Frostbeulen ··· Erfrierungen

Furunkel (Eiterbeule)

Meist bilden sich Eiterbeulen im Nacken, den Achselhöhlen oder in der Leistengegend. Es sind schmerzhafte, tief liegende bakterielle Entzündungen des Haaransatzes, die sich zu großen Karbunkeln verschlimmern können. Durch Ausdrücken eines Furunkels kann die Entzündung noch verstärkt werden.

Zur äußerlichen Behandlung mit 50 ppm kolloidalem Silber satt getränkte Tupfer auflegen und mit einer Mullbinde oder einem Pflaster fixieren. Morgens und abends wechseln.

Innerlich drei Tage lang morgens, mittags und abends je 100 bis 150 ml kolloidales Silber zu 25 ppm trinken, danach bis zur Symptombesserung täglich 2-mal 100 bis 150 ml.

Auch hier kann über eine Darmsanierung nachgedacht werden (siehe *Die Darmsanierungstrias zur Pflege des Immunsystems*).

Durch heiße Kompressen können die Beschwerden gelindert und das natürliche Aufgehen der Eiterbeule kann beschleunigt werden. Gegebenenfalls heiße Kompressen mit Silberkompressen abwechseln.

Fußpilz ··· Hautpilz

Gangrän ··· Brand

Grindflechte ··· Eiterflechte

Gürtelrose (Herpes zoster)

Nach einer überstandenen → Windpockeninfektion kann das auslösende Varizella-Virus viele Jahre lang in den die Haut versorgenden Nerven

MENSCHEN

überdauern. Ist das Immunsystem beispielsweise durch Krankheit, Stress, zunehmendes Alter oder eine Kortisonbehandlung geschwächt, kann eine Gürtelrose ausbrechen, üblicherweise streifenförmig und nur auf einer Körperhälfte. Sie kündigt sich durch hohe Schmerzempfindlichkeit der befallenen Hautareale an, auf denen sich Bläschen bilden. Diese verschorfen nach dem Aufplatzen. Da die Nerven geschädigt werden, kann der Schmerz auch noch nach Abklingen des Ausschlags fortbestehen. Weitere Symptome können Appetitlosigkeit, Fieber und Gliederschmerzen sein.

Äußerlich werden silbergetränkte Kompressen (50 ppm kolloidales Silber) aufgelegt und mit einer Mullbinde fixiert. Außerdem mehrmals täglich die betroffenen Hautareale mit Silberwasser betupfen.

Zusätzlich drei Tage lang morgens, mittags und abends je 100 bis 150 ml kolloidales Silber trinken, danach bis zur Symptombesserung täglich 2-mal 100 bis 150 ml.

Gegen den heftigen Schmerz können vorübergehend Schmerzmittel eingenommen werden.

☺ Ich habe eine besonders eindrückliche Erfahrung mit einer Gürtelrose gemacht. Ich stellte mir kolloidales Silber her (200 ml zu 100 ppm, also ziemlich stark) und begann – völlig ohne Anlass und ohne krank zu sein – mit der Einnahme. Ich wollte nur einen „Selbstversuch" machen. Also nahm ich jeden Morgen einen großen Teelöffel kolloidales Silberwasser verdünnt auf ein Glas Wasser ein (in einem Zug getrunken).

Nach knapp einer Woche stellte sich über mehrere Tage ein mir unerklärliches heftiges Abgeschlagenheits- und Krankheitsgefühl ein. Ich nahm dennoch weiter mein Silberwasser am Morgen. Als dann allerdings noch ein juckender und schmerzhafter „Ausschlag" am unteren Rücken auftrat, deutete ich ihn als allergische Reaktion auf das kolloidale Silber. Ich stoppte erschreckt die Einnahme am 11. Tag. Da Ostern war, konnte ich nicht sofort zum Arzt gehen. Nach Ostern stellte der Arzt eindeutig Gürtelrose fest und schlug vor, mich krank zu schreiben. Ich aber war schon über das „Gröbste" hinweg und sah keine Notwendigkeit. Die Schmerzen an der Haut am Rücken hatten auch deutlich nachgelassen und waren sowieso nie so extrem gewesen, wie man es von Gürtelrose gewöhnlich hört! Das war mein Glück. Ich hatte ganz zufällig bereits während der Inkubationszeit der Gürtelrose hoch dosiert kolloidales Silber eingenommen! Daher konnte sich die Krankheit gar nicht richtig entwickeln. Mein Arzt wusste nichts von dem

Silberwasser und staunte sehr, dass ich die Erkrankung so schnell bewältigte. Die Stelle am Rücken, wo die Hautreaktion war, war am Ende des Sommers noch immer deutlich als Verfärbung sichtbar. Die Krusten waren auch wochenlang zu fühlen gewesen. Die zehntägige Einnahme von kolloidalem Silber zur rechten Zeit hatte also ausgereicht, aus einer gefürchteten Gürtelrose eine harmlose Gesundheitsstörung werden zu lassen!

Hautallergien (Kontaktdermatitis, Urtikaria)

Ähnlich wie die Atemwege bei allergischem → Asthma und bei → Heuschnupfen, kann auch die Haut allergisch auf bestimmte Stoffe reagieren. Solche Überreaktionen unseres Immunsystems gegen eigentlich unschädliche Substanzen können unterschiedlich schnell ablaufen und entwickeln sich teils über Jahre hinweg. Man unterscheidet bei Hautallergien zwischen Kontaktdermatitis, Nesselsucht (Urtikaria) und atopischem Ekzem.

Bei einer Kontaktdermatitis reagieren Betroffene Stunden oder Tage nach direktem Allergenkontakt (zum Beispiel Nickel in Schmuck, Klebstoff, Pflanzen und Kosmetika usw.) mit juckenden roten Flecken; es bilden sich Bläschen und Krusten.

Eine schnellere Reaktion kennen wir bei der Nesselsucht. Innerhalb weniger Minuten oder Stunden bilden sich rote Quaddeln mit Juckreiz. Besonders bekannt sind Reaktionen auf Insektenstiche, Chemikalien, Medikamente und Nahrungsmittel.

Mehrmals täglich die betroffenen Hautareale mit kolloidalem Silber zu 25 ppm betupfen. Vorbeugend (zum Beispiel bei anstehendem Pollenflug) morgens uns abends je 150 ml kolloidales Silber zu 25 ppm trinken.

Bei Allergien bitte auch eine Darmsanierung durchführen (siehe *Die Darmsanierungstrias zur Pflege des Immunsystems*).

Einer Hautallergie kann man teilweise vorbeugen, indem man den Kontakt mit Allergenen vermeidet. Dazu lässt man vom Arzt die Allergene, auf die das Immunsystem überreagiert, durch einen Hauttests (Prick-Test) ermitteln.

Durch mehrmaliges Duschen am Tag kann man versuchen, die Pollenlast (z. B. in den Haaren) ein wenig zu reduzieren.

Durch eine Immunbehandlung (Hyposensibilisierung) bzw. Desensibilisierung lässt sich in vielen Fällen langfristig Abhilfe schaffen. Fragen Sie Ihren Therapeuten.

☺ Eine Frau litt seit 1978 an einer Hautallergie. Zwölf Jahre lang probierte sie verschiedene Cremes und Salben aus. Später wurde sie gegen Schuppenflechte behandelt, aber nichts half. Dann versuchte sie eine Behandlung mit kolloidalem Silber, ohne sich jedoch allzu große Hoffnungen zu machen. Sie nahm morgens und abends kolloidales Silber ein und rieb zusätzlich mit einem silbergetränkten Stoffläppchen die betroffenen Stellen ein. Nach einigen Monaten war sie beschwerdefrei.

☺ Ich litt an einer schweren Medikamentenallergie, Fieber und Hautkrebs. Seit ich kolloidales Silber einnehme, habe ich keinerlei Erkältung oder Fieber mehr. Vorher wurden mir fast monatlich Muttermale entfernt, jetzt ist der Hautkrebs verschwunden und mein Immunsystem wieder intakt.

Hautgeschwür → Unterschenkelgeschwür und → Wundliegen

Hautjucken (Pruritus)

Die Ursachen für einen störenden Juckreiz auf der Haut können sehr vielfältig sein. Oft ist der Auslöser unbekannt und das Jucken kann auf eine Stelle begrenzt (lokalisiert) sein oder auch den ganzen Körper betreffen (generalisiert). Psychische Probleme oder Stress können einen Juckreiz unter Umständen verstärken. Eine Hautkrankheit kann, muss aber nicht zugrunde liegen.

Mehrmals täglich das betroffene Hautareal mit kolloidalem Silber zu 25 ppm betupfen.

Hautpilz (Dermatomykose)

Der leicht saure pH-Wert der Haut ist normalerweise gut geeignet, Pilzinfektionen abzuwehren. Nicht zuletzt unser heutiger hoher Anspruch auf Reinlichkeit führt aber dazu, dass dieser Säuremantel durch häufiges Duschen und Waschen immer wieder zerstört wird. Das macht es Pilzen leicht, sich auf unserer Haut wohlzufühlen. Aber auch ein gestörtes Immunsystem erleichtert es diesen Eindringlingen, sich am und im Körper anzusiedeln. Hautpilzerkrankungen stellen für betroffene Menschen oft ein gesundheitliches und kosmetisches Problem dar. Die herkömmliche Behandlung mit Pilzmitteln (Antimykotika) dauert oft sehr lange und häufig kommt es zu Rückfällen. Mit kolloidalem Silber sind oft schon nach kurzer Zeit (etwa zwei Wochen) erste Erfolge zu sehen, aber auch hier ist Geduld gefordert.

Es gibt viele verschiedene Pilze, die Erkrankungen auslösen können. Dementsprechend äußern sich Pilzinfektionen auch in unterschiedlichster Form. Häufig sind sie mit Juckreiz, Rötungen oder sogar schmerzhaften → Hautrissen (Rhagaden) verbunden.

Man kann die Pilzerkrankungen nach befallenen Körperteilen (Fußpilz, Hautpilz, → Nagelpilz etc.) einteilen oder nach den Pilzsorten.

Die von Hautpilz betroffenen Stellen mehrmals täglich mit einem mit kolloidalem Silber getränkten Läppchen oder Wattebausch betupfen. Eine Pilzbehandlung kann sehr langwierig sein. Bitte nicht zu früh aufgeben.

Zusätzlich drei Tage lang morgens, mittags und abends jeweils 100 bis 150 ml kolloidales Silber zu 25 ppm trinken, anschließend bis zur Symptombesserung täglich 2-mal 100 bis 150 ml.

Bei hartnäckigem Hautpilz kann auch ein Pilzmittel (Antimykotikum) aufgetragen werden. Lassen Sie sich in der Apotheke beraten.

Bei Pilzbefall kann eine Darmsanierung ebenfalls helfen (siehe *Die Darmsanierungstrias zur Pflege des Immunsystems*).

Gegen Fußpilz, aber auch jede andere Art von Hautpilz, hilft kolloidales Silber verlässlich.

Bei Pilzinfektionen auf der Haut 50 ppm kolloidales Silber auftragen und 5 ppm trinken. Ich habe durchweg gute Erfahrungen gesammelt. Es reicht jedoch nicht aus, nur eine Trinkkur von drei Wochen zu machen. Eine bzw. mehrere Wiederholungen sind erforderlich. Labortechnisch konnte schon nach der ersten Behandlung eine drastische Verbesserung nachgewiesen werden.

Hautrisse (Rhagaden)

Bei manchen Menschen stellen sich im Winter kältebedingt regelmäßig Hautrisse an den Fingerkuppen oder den Lippen ein (siehe auch → Erfrierungen). Sie können aber auch durch Pilzinfektionen (→ Hautpilz) oder Verletzungen entstehen und sehr druckempfindlich sein.

Mehrmals täglich kolloidales Silber zu 25 ppm auf die betroffenen Stellen träufeln oder diese damit vorsichtig einreiben.

Aufgeplatzte Hornhaut verliert ihren Schrecken durch die Anwendung von kolloidalem Silber. Ich habe das immer mal wieder an den Daumenkuppen, vor allem im Winter. Bei Diabetikern kommt das sehr häufig vor, besonders an den Fersen.

☺ Ich hatte seit Ewigkeiten einen Nagelriss. Mit 25 ppm kolloidalem Silber (abends auftropfen) verschwand er zum ersten Mal seit Jahrzehnten.

Herpes zoster ···› Gürtelrose

Herpes simplex (Fieberbläschen)

Herpes ist ein Sammelbegriff für eine Gruppe von Virusinfektionen, die sich durch immer wieder auftretende, örtlich begrenzte, gruppiert stehende Bläschen äußern. Je nach erkrankter Körperregion spricht man von Herpes facialis (Gesicht), Herpes labialis (Lippen), Herpes nasalis (Nase), Herpes buccalis (Wangen) oder Herpes genitalis (Geschlechtsorgane). Da sich das Virus in Nervenzellen „versteckt“ kann die Krankheit immer wieder ausbrechen. Die Symptome werden häufig durch Stress oder starkes Sonnenlicht ausgelöst. Erste Anzeichen eines neuen Schubs sind Juckreiz, Kribbeln und Schmerzempfindlichkeit an der betroffenen Stelle. Anschließend bilden sich die flüssigkeitsgefüllten Bläschen.

Verwendet man gleich beim Auftreten des ersten Juckreizes kolloidales Silber, kann der Ausbruch oft ganz verhindert oder zumindest können Intensität und Krankheitsdauer abgeschwächt werden.

Mehrmals täglich mit einem silbergetränkten Läppchen (25 ppm) oder Wattebausch die betroffenen Stellen vorsichtig abtupfen. Zusätzlich drei Tage lang morgens, mittags und abends je 100 bis 150 ml kolloidales Silber zu 25 ppm trinken, danach bis zur Symptombesserung täglich 2-mal 100 bis 150 ml.

Anmerkung: Nicht immer verschwindet der Herpes sofort. Er kann auch recht hartnäckig sein.

Äußerlich hilft auch eine Salbe aus Melissenextrakt (Apotheke) oder Teebaumöl.

☺ Das schmerzhafte Aufblühen eines Herpes simplex wird abrupt beendet, sobald kolloidales Silber zu 25 ppm aufgetragen wird.

☺ Bei Lippenherpes funktioniert kolloidales Silber absolut immer. Schon bei den ersten Anzeichen angewendet, verschwinden diese sofort. Es kommt zwar vor, wenn man auf diese nicht reagiert, dass man es einige Zeit lang immer wieder auftragen muss. Aber auch dann, wenn sich schon Bläschen zeigen, kommt es nicht zu den bekannten unangenehmen Symptomen wie Juckreiz, Brennen und Schmerzen. Es kommt zu keiner Schorfbildung, die Bläschen verschwinden und lassen lediglich helle Schüppchen auf einer leicht geröteten Stelle zurück.

Impetigo ···› Eiterflechte

Insektenbiss ···› Insektenstich

Insektenstich

Auf Insektenstiche oder -bisse reagieren Betroffene sehr unterschiedlich. Während der eine einen Wespenstich ungerührt hinnimmt, schwillt die betroffene Stelle beim anderen aufgrund einer allergischen Reaktion auf das Insektengift sehr stark an. Das kann bis zum anaphylaktischen Schock gehen.

Die betroffenen Stellen mehrmals täglich mit kolloidalem Silber zu 50 ppm betupfen.

Bei starker allergischer Reaktion einen Arzt aufsuchen.

Besonders empfindliche Menschen mit Insektengiftallergie sollten ein Notfallset mit sich tragen. Damit lässt sich im Bedarfsfall einem anaphylaktischen Schock vorbeugen. Lassen Sie es sich von Arzt und Apotheker zusammenstellen.

Juckreiz ···› Hautjucken

Karbunkel ···› Furunkel

Kondylome ···› Feigwarzen

Kontaktdermatitis ···› Hautallergien

Kontaktekzem ···› Ekzem

Lippenbläschen ···› Herpes simplex

Lippenherpes (Herpes labialis) ···› Herpes simplex

Mallorca-Akne (Acne aestivalis)

Durch Sonnencremes und UV-Strahlung kann ein akneähnliches Exanthem hervorgerufen werden. Dabei bilden sich bläschenartige Papeln mit entzündlichem Randsaum.

Zur äußerlichen Behandlung die Aknepickel mehrmals täglich mit in 50 ppm kolloidalem Silber getränkten Tupfern reinigen und abtupfen. Auf besonders stark betroffene Stellen über Nacht mit Silberwasser getränkte Tupfer auflegen und mit einer Mullbinde fixieren.

Morgens und abends je 100 bis 150 ml kolloidales Silber zu 25 ppm trinken.

Masern (Morbilli)

Masern sind eine typische Kinderkrankheit, gegen die heute jedoch meistens zusammen mit → Röteln und → Mumps geimpft wird. Erwachsene erkranken selten an Masern. Wenn sie sich aber anstecken, dann verläuft die Krankheit heftiger als bei Kindern. Die Virusinfektion ist hoch ansteckend, auch schon bevor sich nach neun bis zwölf Tagen die ersten Symptome (Fieber, Kopfschmerzen, Bindehautentzündung, Entzündung des Nasen-Rachen-Raums und trockener Husten) zeigen. Auf der Mundschleimhaut sind punktförmige, weiße Flecken mit roter Umkränzung zu sehen.

Nach einigen Tagen breiten sich mit einem zweiten Fieberschub auf dem ganzen Körper die typischen roten Masernpunkte aus (hinter den Ohren beginnend). Es kommt zu Lymphknotenschwellungen und manchmal auch zu Durchfall. Im Allgemeinen heilen Masern problemlos ab, es können aber auch Komplikationen auftreten.

Kleinen Kindern werden täglich morgens, mittags und abends je 10 bis 20 ml kolloidales Silber zu 25 ppm verabreicht.

Zur Linderung der Hautbeschwerden können Sie eine Salbe auftragen, die Dulcamara enthält.

Bitte unbedingt auf Bettruhe und ausreichende Flüssigkeitszufuhr achten.

Das Fieber sollte nicht künstlich gesenkt werden, allenfalls Wadenwickel anwenden.

Milchschorf (crusta lactae) → Ekzem

Nagelpilz (Onychomykose)

Sind Finger- oder Zehennägel von Pilz befallen, bedarf es meist neben der äußeren auch einer sehr langwierigen inneren Behandlung. Auch bei der Behandlung mit kolloidalem Silber brauchen Sie Geduld. Zehennägel werden oft durch Fußpilz infiziert, der wiederum durch das Tragen von Gummistiefeln, engen Schuhen, Turnschuhen und Nagelverletzungen begünstigt wird.

Ein mit kolloidalem Silber (50 ppm) getränktes Läppchen auf die betroffenen Nägel legen und mit einem Pflaster fixieren. Morgens und abends wechseln. Zusätzlich morgens und abends jeweils 100 bis 150 ml kolloidales Silber zu 25 ppm trinken. Ja nachdem, wie stark der Nagel bereits angegriffen ist, kann die Behandlung bis zu einem halben Jahr dauern.

Eine schwarze Stelle unter dem Fußnagel (Pilzbefall) verschwand nach kurzer Zeit durch das Trinken von zweimal täglich einem Schnapsglas (10 ml) kolloidalen Silbers zu 25 ppm.

Sehr starken Nagelpilz sprühe ich regelmäßig mit 10 ppm kolloidalem Silber ein. Nach vier Wochen trat eine leichte Besserung ein. Die Behandlung dauert noch an, ich werde die Konzentration erhöhen.

Nagelriss → Hautrisse

Nesselsucht (Urtikaria) → Hautallergien

Neurodermitis

Neurodermitis (mitunter synonym zu → atopischem Ekzem benutzt) zeichnet sich durch juckende und schuppende Hautveränderungen aus, die zu bakteriellen Infektionen (häufig Staphylococcus aureus) neigen. Eine heilende Behandlung gibt es bis heute nicht und sogar das Tragen von Kleidung kann Probleme bereiten. Deshalb greifen Betroffene immer gerne nach dem berühmten Strohhalm. Oft lässt die Enttäuschung nicht lange auf sich warten, aber ab und zu gelingt dann doch ein Glücksgriff.

In den letzten Jahren wurde von mehreren Unternehmen Kleidung mit versilberten Fasern entwickelt. Die bewirken schon nach zwei Tagen eine Verbesserung des Krankheitsbildes und verringern nachweislich die Zahl der von Bakterien befallenen Hautareale.

- Die betroffenen Hautareale regelmäßig mit kolloidalem Silber zu 25 ppm abtupfen.
- Bei Neurodermitis bitte auch eine Darmsanierung durchführen (siehe *Die Darmsanierungstrias zur Pflege des Immunsystems*).
- Außerdem kann man bei einer Neurodermitis einen „Aktivierte-Neutrophilen-Test“ durchführen lassen, ein sehr effektiver Test auf Nahrungsmittelunverträglichkeiten. Informationen dazu erhalten Sie bei Ihrem Arzt oder Heilpraktiker.
- ☺ Mit kolloidalem Silber hat die Schuppenbildung der Haut nachgelassen.
- ☺ Ich habe durchweg gute Erfahrungen mit kolloidalem Silber bei Neurodermitis gemacht.
- ☺ Eine Frau litt fast 60 Jahre an Neurodermitis. Seit sie die Silberwäsche trägt, haben sich Juckreiz, nässende Stellen, Krusten und Schuppenbildung deutlich verringert. Sie betont, dass ihr nun die Silberwäsche ein Durchschlafen ohne Juckreiz garantiert.

Offenes Bein ···> Unterschenkelgeschwür

Pickel ···> Akne vulgaris

Psoriasis ···> Schuppenflechte

Pilzbefall der Haut ···> Hautpilz ···> Nagelpilz ···> Scheidenpilz

Pustelflechte ···> Eiterflechte

Rhagaden ···> Hautrisse

Rosazea (Kupferfinnen, Rotfinnen)

Die genaue Ursache dieser Krankheit ist noch nicht bekannt, Eine genetische Veranlagung, Genussmittel, aber auch Milben und Bakterien könnten eine Rolle spielen. Eine Rosazea zeigt sich in einer ungewöhnlichen, fleckigen Rotfärbung von Stirn, Nase, Kinn und Wangen, wovon immerhin jeder 500. Mensch betroffen ist.

Da eine Rosazea schulmedizinisch unter anderem auch mit Antibiotika behandelt wird, ist auch ein Versuch mit kolloidalem Silber (25 ppm) gerechtfertigt. Äußerlich morgens und abends die betroffenen Hautstellen abtupfen. Zusätzlich kurmäßig drei Wochen lang morgens und abends jeweils 150 ml kolloidales Silber zu 25 ppm trinken.

Scheidenpilz (Vaginalmykose)

Ist die Scheide von einem Pilz (z. B. dem Hefepilz Candida albicans) befallen, brennt und juckt sie stark und die Schamlippen sind rötlich entzündet. Außerdem macht sich eine Vaginalmykose durch weißlich cremigen Ausfluss und oft durch grauweißliche Beläge bemerkbar.

Drei Tage lang morgens, mittags und abends jeweils 100 bis 150 ml kolloidales Silber zu 25 ppm trinken, anschließend täglich 2-mal 100 bis 150 ml bis zur Symptombesserung.

Auch hier kann wie bei jedem Pilzbefall eine Darmsanierung helfen (siehe *Die Darmsanierungstrias zur Pflege des Immunsystems*).

Außerdem sind bei Scheidenpilz Vaginaltabletten und Pilzsalben (Apotheke) sehr hilfreich.

Eine junge Mutter bekam vier Wochen nach der Geburt ihrer Tochter plötzlich einen unangenehmen Scheidenpilz. Mit dreimal täglich einem Teelöffel kolloidalem Silber über einen Zeitraum von 20 Tagen war der Juckreiz schon nach drei Tagen verschwunden.

Bei Pilzinfektionen (Vagina und Haut) verwende ich äußerlich kolloidales Silber zu 25 ppm und zwar 30 bis 100 ml pur.

Schürfwunden ···> Wunden

Schuppen (Desquamatio)

Viele Menschen haben immer wieder einmal Probleme mit Schuppen. Sie sind zwar harmlos, aber unter ästhetischen Gesichtspunkten können sie sehr stören. Ursache ist meist ein juckender Ausschlag, zu trockene Haut oder eine übermäßige Talgproduktion (→ Seborrhoe) auf der Kopfhaut, manchmal auch im Gesicht, auf dem Rücken oder der Brust. Infolgedessen lösen sich kleine Teile der Hornschicht ab.

- Morgens und abends die Kopfhaut mit 25 ppm kolloidalem Silber einmassieren und gegebenenfalls andere betroffene Hautstellen mit Silberwasser abtupfen.

Schuppenflechte (Psoriasis)

Schuppenflechte ist eine Krankheit, deren Veranlagung vererbt wird und die als nicht heilbar gilt. Auch kolloidales Silber kann hier kein Wunder bewirken, aber wenigstens Linderung schaffen. Es handelt sich um eine äußerst unangenehme Erkrankung, die auch psychisch belastet. Ihr Ausbruch kann durch verschiedene Faktoren (u. a. Bakterien und Viren) ausgelöst werden. Die Krankheit äußert sich durch verstärkte Schuppenbildung und tritt vorzugsweise an Ellbogen, Knien, behaartem Kopf, Handtellern und Fußsohlen sowie in Körperfalten auf. Es kann aber auch der ganze Körper befallen sein.

- Die betroffenen Areale morgens und abends mit kolloidalem Silber zu 25 ppm abtupfen. Mitunter kann bereits nach drei Wochen normale Haut nachwachsen. Je nach Schweregrad kann die Therapie aber auch mehrere Monate lang dauern.
- Zusätzlich zwei Wochen lang 2-mal 150 ml kolloidales Silber trinken.

Bei Schuppenflechte sollten Sie auch über eine Darmsanierung nachdenken (siehe *Die Darmsanierungstrias zur Pflege des Immunsystems*).

Außerdem kann man einen „Aktivierte-Neutrophilen-Test" durchführen lassen, ein sehr effektiver Test auf Nahrungsmittelunverträglichkeiten. Informationen dazu erhalten Sie bei Ihrem Arzt oder Heilpraktiker.

Äußerlich kann man zur Linderung des Juckreizes eine Salbe auftragen, die Dulcamara enthält.

☺ Ich bin eigentlich noch in der Testphase, habe aber bei Hautproblemen (Psoriasis) bereits sehr gute Erfahrungen mit kolloidalem Silber zu 50 ppm gemacht.

☺ Schuppenflechte lässt sich mit kolloidalem Silber sicher bekämpfen, obwohl man das Silberwasser oft längere Zeit zur Anwendung bringen muss.

☺ Bei Psoriasis verwende ich seit ca. 3 Jahren 150 ml kolloidales Silber zu 25 ppm.

☺ Bei Schuppenflechte bringt kolloidales Silber (200 ml zu 25 ppm) Besserung. Sie kommt aber wieder.

Seborrhoe

Bei Seborrhoe liegt eine übermäßige Talgproduktion vor, die das Gesicht glänzend und die Kopfhaut fettig werden lässt. Die genaue Ursache ist noch nicht erforscht, aber männliche Sexualhormone und Erbfaktoren scheinen eine Rolle zu spielen. Seborrhoe tritt vor allem bei Jungen, aber auch bei Parkinson-Patienten auf und kann auch durch Arzneimittel verursacht werden.

Betroffene Hautstellen morgens und abends mit kolloidalem Silber zu 25 ppm betupfen. Zusätzlich zwei Wochen lang morgens und abends je 100 ml Silberwasser zu 25 ppm trinken.

Die übermäßige Talgproduktion unter der Vorhaut konnte durch die Behandlung mehrerer Ärzte (Urologe, zwei Hautärzte) weder eingedämmt noch ganz beseitigt werden. Durch die Einnahme von 25 bis 50 ppm kolloidalem Silber verschwand diese Symptomatik innerhalb kürzester Zeit.

Sohlenwarze ···> Dornwarze

Sonnenbrand (Dermatitis solaris)

Auch wenn die meisten Menschen in den letzten Jahrzehnten vorsichtiger geworden sind, holt man sich einen Sonnenbrand meist schneller als erwartet. Durch die UV-Strahlen werden die oberflächlichen Hautzellen und die darunter liegenden Blutgefäße innerhalb kürzester Zeit geschädigt. Auf eine schmerzhafte Rötung und manchmal Blasenbildung folgt das Ablösen der zerstörten Haut. Treten weitere Symptome wie Unwohlsein, Erbrechen, Übelkeit, Fieber und Kreislaufkollaps auf, liegt zusätzlich ein → Sonnenstich vor.

So angenehm ein ausgedehntes Sonnenbad auch ist, denken Sie bitte daran, dass übermäßige Sonneneinwirkung nicht nur zur vorzeitigen Alterung der Haut führt, jeder Sonnenbrand erhöht auch die Anfälligkeit für Hautkrebs.

Wie bei → Verbrennungen die betroffenen Hautareale mehrmals täglich mit satt getränkten Tupfern (25 ppm kolloidales Silber) abtupfen.

Gönnen Sie der geschädigten Haut auf jeden Fall Ruhe und setzen Sie sie nicht gleich wieder der Sonne aus. Über Nacht lindert das Blattmark der Aloe-vera-Pflanze die Beschwerden.

Ulcus cruris ···> Unterschenkelgeschwür

Unterschenkelgeschwür, offenes Bein (Ulcus cruris)

Vor allem infolge schlechter Durchblutung treten Hautgeschwüre am Bein oder Fuß auf. Solche Durchblutungsstörungen hängen häufig mit Funktionsstörungen der Venenklappen, zu wenig oder keiner Bewegung, Fettleibigkeit, peripheren Gefäßerkrankungen oder Diabetes mellitus zusammen. Aber auch einfache Infektionen können Auslöser für ein schlecht heilendes offenes Bein sein.

Beim Ulcus cruris kommt es zu offenen Stellen, die meistens nicht schmerzhaft sind. Das ist erst bei Entzündungen der tieferen Gewebe der Fall.

Zur Behandlung eines Unterschenkelgeschwürs legt man mit 25 ppm kolloidalem Silber satt getränkte Tupfer auf und befestigt sie mit Mullbinden oder Heftpflaster.

Zusätzlich bis zur Symptombesserung morgens und abends jeweils 100 ml kolloidales Silber zu 25 ppm trinken.

Es gibt mittlerweile sogar silberhaltige Wundauflagen als Medizinprodukte (in der Apotheke), die aber recht teuer sind.

Zusätzlich kann die Einnahme von homöopathischen Hamamelis-Präparaten über längere Zeit sowie eine PERTH-Magnetfeldtherapie empfohlen werden (fragen Sie Ihren Arzt oder Heilpraktiker).

☺ Bei offenen Beinen verwende ich äußerlich kolloidales Silber zu 25 ppm, und zwar 30 bis 100 ml pur.

Urtikaria → Hautallergien

Vaginalmykose → Scheidenpilz

Verbrennung (Combustio)

Hitze, Feuer oder Strahlung (UV oder Röntgen) können die Haut unterschiedlich stark zerstören. Bei Verletzungen durch heiße Flüssigkeiten oder Dampf spricht man von Verbrühung. Je nach Schweregrad der Verletzung unterscheidet man zwischen Verbrennungen ersten, zweiten oder dritten Grades.

Wie beim → Sonnenbrand wird bei Verbrennungen ersten Grades nur die äußere Hautschicht (Epidermis) verletzt. Zwar kann sich die verbrannte

Haut ablösen, die Verletzung heilt aber normalerweise problemlos wieder aus.

Ist auch die Dermis verletzt, liegt eine Verbrennung zweiten Grades vor, bei der es zur Blasenbildung kommt. Sofern es eine nicht allzu große Wunde ist, heilt auch sie meistens problemlos ohne Narbenbildung aus.

Bei Verbrennungen dritten Grades sind alle Hautschichten, mitunter bis zu den Muskeln und Knochen betroffen. Die tiefen und schwer wiegenden Verletzungen (Verkohlung) machen oft eine Hauttransplantation erforderlich.

Verbrennungen werden mit satt getränkten Tupfern (25 ppm kolloidales Silber) versorgt.

Grundsätzlich muss die Wunde immer feucht gehalten werden.

Bei schwereren Verbrennungen auf jeden Fall ärztliche Hilfe holen. In leichteren Fällen Erstbehandlung mit kaltem Wasser.

100 ppm kolloidales Silber, auf Brandwunden aufgetragen, hat sie geheilt. ☺

Verbrühung ···> Verbrennung

Warzen

Es gibt etwa 30 verschiedene Arten von Papilloma-Viren, die beim Menschen Warzen auslösen können. Entsprechend gibt es auch unterschiedlichste Ausprägungen und Varianten von Warzen, die die obersten Hautschichten befallen. Ist der Genitalbereich betroffen, spricht man von → Feigwarzen, an Fußsohlen sind → Dornwarzen zu finden.

Treten die Warzen an anderen Körperstellen, zum Beispiel den Händen auf, können sie eher unter kosmetischen Aspekten stören. Manchmal verschwinden sie von selbst, man kann aber auch nachhelfen. Schon unsere Vorfahren verwendeten Stifte mit Silbernitrat (Höllenstein) zur Entfernung von Warzen.

Die Warzen mehrmals täglich mit kolloidalem Silber zu 25 ppm abtupfen. Zusätzlich drei Tage lang morgens, mittags und abends je 150 ml kolloidales Silber zu 25 ppm trinken, anschließend bis zur Symptombesserung täglich zweimal 100 ml.

Kratzen Sie Warzen nicht blutig auf. Dadurch verschlimmern Sie den Zustand und behindern eine Abheilung.

☺ Eine große Warze am Fuß bildete sich nach zweiwöchiger Behandlung mit kolloidalem Silber (75 ppm, äußerlich angewendet) vollständig zurück.

☺ Warzen waren nach drei Behandlungen mit 25 ppm kolloidalem Silber innerhalb von zwei Wochen dauerhaft verschwunden.

Wunde (Vulnus, Gewebstrauma)

Als Wunden bezeichnet man unterschiedlichste Hautverletzungen, die teilweise bis in das Untergewebe hineinreichen. Sie können verschiedene Ursachen (Unfall, Gewalt, Operation usw.) und Ausprägungen (Schnitte, Schürfungen, Stiche, Risse, Quetschungen oder Fleischwunden) haben. Sind Haut oder Schleimhaut geöffnet, spricht man von offenen, andernfalls von geschlossenen Wunden.

Große und tiefe Wunden müssen ärztlich versorgt werden. Je nach Art der Verletzung kann das Reinigen und Nähen notwendig werden. Kleinere Wunden kann man hingegen selbst sehr gut versorgen. Interessanterweise greifen Medizin und Pharmaindustrie in den letzten Jahren immer stärker auf das früher weit verbreitete Prinzip der Wundbehandlung mit Silber zurück (Silberauflagen oder Silberpflaster). Außer der Entzündungshemmung fördern Silberionen auch die Bildung neuen Epithelgewebes und beschleunigen die Wundheilung. Es wirkt hier also doppelt, denn der Schutz vor Infektionen nach einer Verbrennung ist sehr wichtig. Möglicherweise unterstützt kolloidales Silber die Produktion undifferenzierter Zellen, die für den Ersatz gealterter oder geschädigter Zellen erforderlich sind. Diese Zusammenhänge sind ausführlich in dem Buch *Immun mit kolloidalem Silber* erläutert.

Wunden mit satt getränkten Tupfern (25 ppm kolloidales Silber) versorgen und nicht trocknen lassen!

☺ Meine Schwester wurde von einer Katze sehr tief in die Hand gebissen (am Daumengrundgelenk). Sie hat an dieser Stelle schon seit Langem rheumatische entzündliche Beschwerden mit Schmerzen beim Greifen usw. Ich gab ihr sofort kolloidales Silberwasser zu trinken. Zunächst (zwei Tage lang) gab es eine Verschlechterung, die Hand schwoll stark an. Doch nach weiteren 48 Stunden ließen die Schmerzen und die heftige Rötung und Schwellung des ganzen Gebietes wieder nach und gingen schließlich ganz zurück. Kein Arztbesuch war nötig.

☺ Bei verschiedenen äußeren Verletzungen und Ausschlägen verwende ich

25 ppm kolloidales Silber in konzentrierter Form. Meist genügen ein paar Tropfen auf die Wunde und sie heilt schnell und ohne Probleme ab.

Verletzungen heilen mit kolloidalem Silber sehr schnell. Bei Diabetikern sind Verletzungen oft ein großes Problem. Mit Silberwasser bald nicht mehr!

Wunden heilen mit kolloidalem Silber allgemein schneller.

Wundliegen (Druckgeschwür, Dekubitus)

Vor allem bei bettlägerigen Menschen entsteht oft infolge von druckbedingten Durchblutungsstörungen ein gefürchteter Dekubitus auf Rücken, Po, Fersen oder anderen aufliegenden Stellen. Ist die Haut erst einmal aufgeplatzt, schließt sich das Druckgeschwür meistens sehr schlecht und kann sich entzünden. Auch an den Beinen kann infolge längerer Unbeweglichkeit ein Druckgeschwür (→ Unterschenkelgeschwür) entstehen.

Die Wundstellen mehrmals täglich gut auswaschen und mit 25 ppm kolloidalem Silber betupfen. Außerdem bis zur Symptombesserung täglich 2-mal 100 ml kolloidales Silber zu 25 ppm trinken.

Bei den ersten Anzeichen einer Hautrötung muss gehandelt werden. Die Patienten müssen regelmäßig umgelagert und die betroffenen Stellen abgepolstert werden. Zur Vorbeugung des Wundliegens bei bettlägerigen Patienten sind Matratzen geeignet, die über verschiedene Luftkammern verfügen. Durch automatisches kontinuierliches Aufpumpen und Luftablassen der Kammern wird ständig der Schwerpunkt des Patienten verlagert und dadurch Druckstellen vorgebeugt.

Wundnase

Durch häufiges Schnäuzen bei → Schnupfen, bekommt man unweigerlich eine Wundnase. Die Nasenflügel und die Haut zwischen Nase und Oberlippe werden wund, sie röten sich und schwellen leicht an. Die betroffenen Stellen werden sehr berührungsempfindlich und das Schnäuzen kann sehr unangenehm werden.

Betroffene Stellen mehrmals täglich mit 25 ppm kolloidalem Silber betupfen oder einsprühen.

Wundrose (Erysipel)

Eine Wundrose ist eine Hautentzündung, die vorwiegend durch Streptokokken ausgelöst wird. Sie tritt meistens im Winter auf und befällt normalerweise das Gesicht. Möglicherweise dringen die Erreger durch kleine Wunden in die Haut ein und rufen abgesetzte, juckende rote Flecken und Bläschen hervor, die aufbrechen und verkrusten. Betroffene leiden an hohem Fieber, Kopfschmerzen und Erbrechen.

Die betroffenen Areale äußerlich mehrmals täglich mit 50 ppm kolloidalem Silber betupfen. Außerdem täglich 2-mal 100 ml kolloidales Silber zu 25 ppm trinken.

Kolloidales Silber bei Erkrankungen von Mund und Zähnen

Der von vielen so sehr gefürchtete Zahnarztbesuch lässt sich oft durch eine gewissenhafte Mundhygiene vermeiden. Dazu kann auch kolloidales Silber einen wertvollen Beitrag leisten. Aber trotzdem ist der regelmäßige Vorsorgetermin beim Zahnarzt sehr wichtig und hilft, größere Zahnprobleme zu vermieden.

Entzündungen im Mund können das Zahnfleisch, die Zunge, den Gaumen oder die Wangen betreffen und verschiedene Ursachen haben. Häufig sind sie sehr schmerzhaft und störend und sie können sogar das Sprechen oder Essen erschweren.

Aphthen ···> Mundausschlag

Druckstellen bei Gebissträgern

Auch das zunächst bestsitzende Gebiss verliert nach und nach an Passgenauigkeit, weil sich die zahnlosen Kiefer im Laufe der Zeit zurückbilden. Dann sitzt die Zahnprothese nicht mehr richtig und das Gebiss klappert. Dadurch können sich schnell sehr unangenehme Druckstellen an Gaumen und Kiefer bilden, die sich entzünden können.

Morgens und abends mit 15 ml kolloidalem Silber zu 25 ppm den Mund spülen und das Silberwasser anschließend herunterschlucken.

Gegen Druckstellen im Mund haben sich auch Pflege-Öle bewährt, die Kamille und Salbei zur Entzündungshemmung enthalten.

Gaumenverbrühung ···> Mundschleimhautverbrühung

Karies ···> Zahnkaries

Mundausschlag (Aphthen)

Jeder fünfte Mensch zwischen zehn und vierzig Jahren leidet irgendwann einmal an Aphthen. Manche Betroffenen werden aber ständig von den lästigen Minigeschwüren heimgesucht, die Wangen, Lippen und Zunge befallen. Eine konkrete Ursache für die schmerzenden gelblich-weißen Bläschen ist nicht bekannt. Möglich sind eine familiäre Vorbelastung, Stress, Bakterieninfektionen, Allergien oder kleinste Verletzungen. Oft treten Aphthen zusätzlich im Rahmen anderer Krankheiten auf.

Dreimal täglich den Mund mit 15 ml kolloidalem Silber zu 25 ppm spülen und das Silberwasser anschließend schlucken.

Aphthen im Mund verschwinden innerhalb von ein bis zwei Tagen mit 5 ml kolloidalem Silber zu 25 ppm.

Mundgeruch (Halitose, Halitosis)

Ein Grund für Mundgeruch sind Speisereste in den Zahnzwischenräumen, die durch einfaches Zähneputzen nicht vollständig entfernt werden. Diese Essensreste sind buchstäblich ein gefundenes Fressen für Fäulnisbakterien, die unangenehmen Mundgeruch verursachen. Aber auch Zungenbelag kann zu Mundgeruch führen. Eine weitere Ursache ist eine schlechte Verdauung.

Mit 20 ml kolloidalem Silber zu 25 ppm den Mund ausspülen und mit dem Silberwasser kräftig gurgeln.

Zahnseide und Zungenschaber sind hervorragende Hilfsmittel für eine gute Mundhygiene.

Mundgeruch verschwindet, wenn man kolloidales Silber sowohl im Mund als auch im Verdauungstrakt wirken lässt. Die Ursachen von Mundgeruch können ja bekannterweise sowohl in dem einen wie auch in dem anderen Bereich ansässig sein.

Mundschleimhautentzündung (Stomatitis simplex)

Die Ursachen für eine leichte Entzündung der Mundschleimhaut können sehr unterschiedlich sein. Sie kann durch Bakterien, Viren oder Pilze hervorgerufen werden. Dementsprechend vielfältig sind auch die Symptome (Rötung, Schwellung, Blutung, Beläge und → Mundgeruch). Bei einer Stomatitis lösen Gewürze oder heiße und saure Nahrung Schmerzen aus und das Essen fällt schwer. Zunge und Mundschleimhäute können belegt, gerötet und geschwollen sein.

Mehrmals täglich mit 20 ml kolloidalem Silber zu 25 ppm den Mund ausspülen und mit dem Silberwasser gurgeln. Zusätzlich morgens und abends jeweils 100 ml kolloidales Silber zu 25 ppm trinken.

Bei Mundschleimhautentzündungen verwende ich morgens und abends je einen Teelöffel kolloidales Silber. Das beschleunigt die Heilung.

Mundschleimhautverbrühung

Einen kurzen Augenblick nicht aufgepasst und schon hat man sich den Mund an der heißen Suppe oder dem heißen Kaffee verbrannt. Mit der Folge, dass man noch mehrere Tage lang an den Folgen der Verbrühungen leidet. Vor allem der Gaumen ist ohne Gefühl und das Essen will nicht mehr so richtig schmecken. Aber auch Zunge und Mundschleimhaut können arg in Mitleidenschaft gezogen werden.

Dreimal täglich den Mund mit 15 ml kolloidalem Silber zu 25 ppm spülen und das Silberwasser anschließend schlucken.

Gingivitis ···➔ Zahnfleischentzündung

Mundsoor (Candidiasis, Candidose, Stomatitis mycotica, Soorstomatitis)

Diese durch den Hefepilz Candida albicans verursachte Infektion äußert sich durch cremig gelbliche, brennende Bläschen im Mund. Da der Pilz von einem gesunden Immunsystem in Schach gehalten wird, ist eine Candidose im Mund oder in der Scheide (→ Scheidenpilz) immer ein Zeichen für ein geschwächtes Immunsystem, zum Beispiel durch Medikamente (Antibiotika, Pille usw.) oder Krankheit (Diabetes mellitus, AIDS usw.).

Bei Pilzbefall von Mund und Rachen mehrmals täglich mit 25 ppm kolloidalem Silber spülen und gurgeln. Außerdem drei Tage lang morgens, mittags und abends jeweils 100 bis 150 ml kolloidales Silber zu 25 ppm trinken, anschließend täglich zweimal 100 bis 150 ml Silberwasser bis zur Symptombesserung.

Zusätzlich können pilztötende Suspensionen oder Lutschtabletten verwendet werden.

Wie bei jedem Pilzbefall kann auch bei Mundsoor eine Darmsanierung helfen (siehe *Die Darmsanierungstrias zur Pflege des Immunsystems*).

Emily hatte im Alter von vier Wochen plötzlich weißen Belag auf der Zunge, eine Pilzinfektion. Das Antimykotikum, das auf die Zunge geschmiert werden soll, erbricht sie sofort. Nach zehntägiger Einnahme von dreimal täglich ½ Teelöffel kolloidalem Silber ist keine Infektion mehr im Körper nachweisbar, der weiße Belag auf ihrer Zunge wurde von Tag zu Tag weniger.

Mundtrockenheit

In überhitzten trockenen Räumen, bei starker körperlicher Anstrengung oder auf Flügen und langen Bahnreisen können die Mund- und Nasenschleimhäute austrocknen.

Bei Bedarf oder vorbeugend mit 15 ml kolloidalem Silber zu 25 ppm den Mund spülen und mit dem Silberwasser gurgeln.

In trockenen Räumen sollten Sie einen Luftbefeuchter aufstellen oder im Winter ein Gefäß mit Wasser auf die Heizung stellen, um die Luftfeuchtigkeit zu erhöhen.

☺ Vorbeugendes Besprühen der Schleimhäute (Mund und Nase) während oder nach Flügen mit kolloidalem Silber zu 25 ppm ist sehr hilfreich.

Parodontitis (Parodontose)

Mit Parodontium wird das Zahnbett bzw. der Zahnhalteapparat bezeichnet, zu dem Alveole, Zahnfleisch, Wurzelhaut und Wurzelzement gehören. Eine Entzündung dieser Elemente heißt entsprechend Parodontitis. Wie es bei Entzündungen üblich ist, zeigt sich auch die Parodontitis durch rote Schwellungen, hinzu kommt Zahnfleischbluten. Im Laufe der Zeit bildet sich das Stützgewebe zurück und es entstehen Zahnfleischtaschen. Der Erhalt der betroffenen Zähne ist gefährdet und immer wieder bilden sich schmerzhafte → Zahnabszesse.

Mehrmals täglich mit 20 ml kolloidalem Silber zu 25 ppm den Mund ausspülen. Zusätzlich morgens und abends jeweils 100 ml kolloidales Silber zu 25 ppm trinken.

Bei tiefer liegenden Entzündungen ist zahnärztliche Hilfe nötig. Ebenfalls sollte bei Anfälligkeit für eine Parodontitis eine regelmäßige zahnärztliche Überwachung stattfinden, um den Prozess zu begrenzen.

☺ Bei Parodontose und ähnlichen Krankheiten habe ich morgens einen Teelöffel 25 ppm kolloidales Silber eingenommen. Der Zustand hat sich sehr verbessert.

Stomatitis simplex → Mundschleimhautentzündung

Wangenbiss

Wer hat sich im Eifer des Gefechts nicht schon einmal selbst auf die Wange oder die Zunge gebissen? Es ist ärgerlich und schmerzhaft, aber nicht rückgängig zu machen.

Mehrmals täglich den Mund mit 15 ml kolloidalem Silber zu 25 ppm spülen.

Zahnabszess (Wurzelspitzengranulom, Granuloma apicale)

Vor allem bei kariösen Zähnen (→ Zahnkaries) können Bakterien sehr leicht bis an die Zahnwurzeln dringen und dort Entzündungen auslösen und den Zahn völlig abtöten. Bei einem Zahnabszess verspürt man einen pochenden Schmerz und das Essen tut sehr weh. Außerdem schwillt das Zahnfleisch rötlich an. Platzt die Schwellung auf, kann der Eiter abfließen und die Symptome lassen nach. Allerdings ist eine zahnärztliche Behandlung wichtig, um die Zahnwurzel zu sanieren. Ansonsten kann sich die Erkrankung immer weiter ausbreiten.

Mehrmals täglich mit 20 ml kolloidalem Silber zu 25 ppm den Mund ausspülen. Zusätzlich bis zur Symptombesserung morgens und abends jeweils 100 ml kolloidales Silber zu 25 ppm trinken.

Jahrelang wachte ich morgens wegen schmerzhafter Zahnfleischgeschwüre auf. Ich hasse Zahnarztbesuche, und entsprechend sieht es auch in meinem Mund aus. Auch bin ich nicht der Typ, der auf alternative Heilmethoden steht. Deshalb wies ich zunächst auch das kolloidale Silber zurück, das mir mein Cousin anbot. Schließlich ließ ich mich dann doch dazu überreden, es einmal auszuprobieren. Und siehe da, am nächsten Morgen hatte ich erstmals keine Schmerzen und keine Entzündungen mehr. Ich bin überwältigt von der raschen Wirkung.

Zahnfleischbluten ⋯› Zahnfleischentzündung

Zahnfleischentzündung (Gingivitis)

Das Zahnfleisch hilft, die Zahnstellung zu stabilisieren und schützt Teile der Zähne. Zahnbelag an den Zahnhälsen bildet günstige Voraussetzungen für eine Entzündung des Zahnfleischsaums durch darin enthaltene Bakterien. Es folgen Zahnfleischbluten und eine rötliche Schwellung des Zahnfleisches. Tut man nichts dagegen, kann sich eine → Mundschleimhautentzündung oder eine → Parodontitis entwickeln.

- Dreimal täglich den Mund mit 15 ml kolloidalem Silber zu 25 ppm spülen und das Silberwasser anschließend schlucken.
- Bei Zahnfleischentzündung nehme ich täglich einmal 10 ml kolloidales Silber zu 50 ppm.
- Entzündung im Zahnbereich bei Kindern konnte der Zahnarzt nur lindern, kolloidales Silber half nach Angaben der Mutter recht schnell und vollständig.

Zahnkaries

In unseren Breiten hat man der Zahnfäule schon vor vielen Jahren den Kampf angesagt und tatsächlich ist ihre Verbreitung zurückgegangen. Trotzdem stellt Karies nach wie vor ein großes Problem dar.

Verursacher sind Bakterien, die sich im Zahnbelag aus Essensresten, Speichel und Schleim aufhalten. Mangelhafte Mundhygiene und unvernünftige Essgewohnheiten (zu viel Süßes) fördern die Entstehung von Karies nachhaltig. Dabei wird zunächst der Zahnschmelz von Säuren durchlöchert, sodass Bakterien eindringen und den Zahn zerstören können. Erst werden die Zähne sehr empfindlich gegenüber kalten, heißen und süßen Speisen und Getränken, dann bilden sich kleine Löcher. Diese können durch Füllungen ausgebessert werden. Ist die Zerstörung aber zu weit fortgeschritten, muss der Zahn gezogen werden.

- Im Rahmen der vorbeugenden Mundhygiene den Mund morgens und abends mit 15 ml kolloidalem Silber zu 25 ppm gründlich spülen.
- Putzen Sie nach dem Essen die Zähne und lassen Sie deren Gesundheitszustand regelmäßig vom Zahnarzt überprüfen.

Kolloidales Silber bei Erkrankungen des Urogenitaltrakts

In den Nieren werden Wasser und Abbauprodukte (zum Beispiel von Medikamenten), Gifte sowie Stoffwechselprodukte (zum Beispiel Harnstoff und Salze) aus dem Blut gefiltert und als Urin über Harnleiter und Harnröhre ausgeschieden. In der dazwischengeschalteten Harnblase wird der Urin gesammelt.

Mit etwa 95 % macht Wasser als Lösungs- und Transportmittel den größten Teil des Urins aus. Für eine ungestörte Nierenfunktion ist es deshalb sehr wichtig, dem Körper ständig ausreichend Flüssigkeit zuzuführen. Immerhin scheidet man täglich etwa 1½ Liter Wasser aus. Der Harn sollte möglichst hell sein, dunkler Urin kann ein Zeichen für eine zu geringe Wasseraufnahme sein.

Da die Geschlechtsorgane eng mit den Harnwegen verknüpft sind, fasst man beide als Urogenitalsystem zusammen. Erkrankungen der Harnwege können auf die Geschlechtsorgane übergreifen und umgekehrt. Bei Geschlechtskrankheiten bitte immer einen Arzt aufsuchen und gegebenenfalls eine Paartherapie durchführen lassen.

Blasenentzündung (Zystitis)

In der Harnblase sammelt sich der von den Nieren über die Harnleiter kommende Urin. In den meisten Fällen wird eine Entzündung der Blasenschleimhaut durch das Bakterium Escherichia coli verursacht (80 %). Aber auch andere Keime, Viren und Pilze können Auslöser sein. Die Krankheitserreger finden ihren Weg meistens über die Harnröhre zur Blase, mitunter aber auch von den Nieren. Da die Harnröhre bei Frauen kürzer ist als bei Männern, sind Erstere häufiger betroffen.

Bei Männern kann eine vergrößerte Vorsteherdrüse (→ Prostatavergrößerung) die vollständige Entleerung der Harnblase verhindern und dadurch eine Infektion begünstigen. Aber auch das Legen eines Harnkatheters oder Diabetes mellitus können Blasenentzündungen begünstigen.

Eine Blasenentzündung macht sich durch verstärkten Harndrang, auch nachts, bemerkbar, der auch nach dem Wasserlassen fortbesteht. Es werden aber immer nur geringe Harnmengen ausgeschieden. Das Wasserlassen schmerzt (Brennen, Stechen), der Harn ist trübe und kann sogar Blut und Eiter enthalten. In schweren Fällen können Fieber und allgemeines Unwohlsein hinzukommen.

Drei Tage lang jeweils 100 bis 150 ml kolloidales Silber zu 25 ppm trinken, danach bis zur Symptombesserung täglich 2-mal 100 bis 150 ml.

Zusätzlich viel Wasser trinken, um die Blase gut durchzuspülen.

☺ Die Blasenentzündung meiner Mutter hat sich mit kolloidalem Silber zu 25 ppm verbessert.

Eichelentzündung (Balanitis)

Eichel und innere Vorhaut können sich durch Bakterien- oder Pilzbefall entzünden. Es kommt zur Schwellung und Rötung bis hin zu Geschwüren. Begünstigt wird eine Eichelentzündung durch Phimose (Vorhautverengung) und sie kann durch Geschlechtsverkehr übertragen werden. Aber auch mechanische oder chemische Reize können Verursacher sein.

Mehrmals täglich mit 25 ppm kolloidalem Silber satt getränkte Tupfer aufbringen und abdecken. Zusätzlich morgens und abends jeweils 150 ml kolloidales Silber zu 25 ppm trinken.

Eierstockentzündung (Oophoritis) ···➔ Eileiterentzündung

Eileiterentzündung (Salpingitis)

Der Eileiter dient dem Transport des Eis vom Eierstock zur Gebärmutter. Infolge einer vorhergehenden Eileiterentzündung entzündet sich meistens auch der Eierstock. Die Entzündung wird durch verschiedene Krankheitserreger ausgelöst, meist durch aus der Scheide aufsteigende Bakterien, und verursacht plötzlich Unterleibskrämpfe, die bis in den Rücken ziehen können. Am erträglichsten ist der Schmerz in Rückenlage mit angezogenen Beinen. Als weitere Symptome können Menstruationsstörungen, Fieber, eitriger oder blutiger Ausfluss, Übelkeit und Brechreiz sowie eine Abwehrspannung der Bauchwand auftreten.

In leichten Fällen kann die Erkrankung problemlos abheilen. Es kann aber auch zu Verklebungen und dadurch zu einer Begünstigung von Eileiterschwangerschaften oder zu Unfruchtbarkeit kommen.

Drei Tage lang morgens, mittags und abends je 100 bis 150 ml kolloidales Silber zu 25 ppm trinken, danach bis zur Symptombesserung täglich 2-mal 100 bis 150 ml.

Zusätzlich ist eine Therapie durch Auflagen oder Wickel mit Lavendelöl möglich.

Gonorrhoe (Tripper)

Der Tripper ist die häufigste meldepflichtige Geschlechtskrankheit. Sie wird durch Schmier- oder Kontaktinfektionen des Bakteriums Neisseria gonorrhoeae ausgelöst. Bei Frauen verlaufen etwa ⅔ und bei Männern etwa ⅓ der Ansteckungen ohne stark ausgeprägte Frühsymptome.

Bei Frauen befällt die Krankheit nach zwei bis zehn Tagen zunächst die unteren Geschlechtsorgane und äußert sich durch Brennen beim Wasserlassen und Entzündungen der Schamlippen. Auch bei Männern schmerzt das Wasserlassen und es kommt zu Ausfluss.

Eine unbehandelte Gonorrhoe kann sich auf andere Organe ausbreiten. Bei Frauen können neben einer → Harnröhrenentzündung insbesondere auch → Eileiter-, Gebärmutter- und Beckenentzündungen mit Fieber folgen. Die Gefahr von Eileiterschwangerschaften und Unfruchtbarkeit wird erhöht. Bei Männern kann die Infektion zu einer Entzündung der Prostata sowie der Hoden und Nebenhoden führen. Daraus kann Unfruchtbarkeit folgen.

Wird die Krankheit durch Analverkehr übertragen, entzünden sich Mastdarm und Anus, bei Oralverkehr kommt es zur → Rachenentzündung. Wird ein Kind bei der Geburt durch die Mutter infiziert, kann sich eine Augenentzündung, der sogenannte Augentripper, entwickeln. Zur Vorbeugung war lange Zeit die Credé-Prophylaxe mit Silbernitrat gesetzlich vorgeschrieben (siehe Kapitel *Traditionelles Heilmittel von moderner Medizin wiederentdeckt*).

Zur allgemeinen Immunstärkung morgens und abends jeweils 150 ml kolloidales Silber zu 25 ppm trinken.

Harnblasenentzündung ⇢ Blasenentzündung

Harndrang ⇢ Prostatavergrößerung ⇢ Harnröhrenentzündung

Harnröhrenentzündung (Urethritis)

Viele verschiedene Erreger (Bakterien, Mykoplasmen, Pilze, Chlamydien) können die Schleimhaut und tieferen Schichten der Harnröhre entzünden. Dazu zählt auch der die → Gonorrhoe (Tripper) auslösende Keim. Deshalb unterscheidet man zwischen einer spezifischen, durch Gonorrhoe ausgelösten, und einer unspezifischen Harnröhrenentzündung. Letztere kann auch durch Verletzungen oder Harnkatheter sowie durch Blasenspiegelungen verursacht werden.

Die Urethritis macht sich durch brennenden Schmerz, vor allem beim Wasserlassen, bemerkbar. Der Urin kann blutig sein und besonders bei Gonorrhoe gelblich-eitrig. Die Folge einer Harnröhrenentzündung kann eine Harnröhrenverengung sein.

Bei einer Harnröhrenentzündung immer vom Arzt abklären lassen, ob es sich um eine meldepflichtige Geschlechtskrankheit handelt.

Drei Tage lang morgens, mittags und abends jeweils 100 bis 150 ml kolloidales Silber zu 25 ppm trinken, danach bis zur Symptombesserung täglich 2-mal 100 bis 150 ml.

Begleitend sind harntreibende Substanzen zu empfehlen, z. B. Bärentraubenblättertee.

Hodenentzündung (Orchitis)

Sowohl durch Verletzungen, meistens aber infolge einer Infektionskrankheit wie → Gonorrhoe, Tuberkulose oder → Mumps, können die Hoden und Nebenhoden schmerzhaft anschwellen. Eine Entzündung ist mit Fieber verbunden und kann zur Unfruchtbarkeit führen.

Drei Tage lang morgens, mittags und abends jeweils 100 bis 150 ml kolloidales Silber zu 25 ppm trinken, danach bis zur Symptombesserung täglich 2-mal 100 bis 150 ml.

Kalte Umschläge im Genitalbereich können Erleichterung bringen. Viel Ruhe einhalten.

Leukorrhoe → Weißfluss

Nebenhodenentzündung (Epididymitis) → Hodenentzündung

Nierenbeckenentzündung (Pyelitis, Glomerulonephritis, Pyelonephritis)

Eine Nierenbeckenentzündung kann durch diverse Keime ausgelöst werden. Grunderkrankung ist vielfach eine → Harnblasenentzündung. Vor allem bei Schwangeren ist das oft der Fall. Es treten Fieber, Schüttelfrost und

Rückenschmerzen auf und es kann sogar zur → Blutvergiftung kommen. Weitere Anzeichen sind Nierenschmerzen, trüber Urin mit Flöckchen, eine trockene, belegte Zunge und morgens ein geschwollenes Gesicht. In schweren Fällen kann es sogar zum Harnverhalten kommen. Kälte und Harnstau begünstigen das Auftreten dieser Krankheit.

Bei Kindern mit Harnreflux (Rücklauf des Harns in die Nieren) kann eine chronische Nierenbeckenentzündung auftreten. Hier kann operativ Abhilfe geschaffen werden. Andernfalls können Bluthochdruck oder Nierenversagen die Folge sein.

Drei Tage lang morgens, mittags und abends jeweils 100 bis 150 ml kolloidales Silber zu 25 ppm trinken, danach bis zur Symptombesserung täglich 2-mal 100 bis 150 ml. Außerdem helfen warme Fußbäder.

Ein 18-jähriges Mädchen litt seit Jahren an wiederkehrender Nierenbeckenentzündung mit vorhergegangenen Blasenentzündungen. Wiederholte Antibiotikagaben waren erfolglos. Dann nahm sie dreimal einen Teelöffel kolloidales Silber und es kam zur Befundbesserung, der Urin war aber noch nicht keimfrei. Anschließend nahm sie vier Tage lang dreimal 150 ml kolloidales Silber zu 25 ppm ein und der Urin war endlich keimfrei.

Nykturie → Prostatavergrößerung

Prostatavergrößerung (Prostatahypertrophie, Prostataadenom)

Die Männerkrankheit schlechthin ist eine Vergrößerung des inneren Gewebes der Vorsteherdrüse im Alter. Als Ursache vermuten manche eine Infektion. Zwar ist diese Veränderung gutartig, sie bedingt aber Störungen beim Wasserlassen, indem sie die Harnröhre verengt. Der Beginn des Wasserlassens wird erschwert und der Harnstrahl ist dünn. Deshalb wird die Blase stets nur unvollständig entleert, sie vergrößert sich und das Urinieren ist mit Schmerzen, Ziehen und Brennen verbunden. Außerdem leiden Betroffene – auch nachts – unter verstärktem Harndrang (Nykturie) und Inkontinenz (ständiges Tröpfeln der Harnröhre). Mitunter findet sich Blut im Urin.

Bei starken Beschwerden kann ein Harnwegskatheter gelegt werden oder aber die Prostata wird operativ entfernt. Im Gegensatz zur gutartigen Wucherung der inneren Vorsteherdrüse, sind Wucherungen des äußeren Bereichs bösartig.

Bei einer Prostatahypertrophie besteht durch die ständig in der Blase verbleibenden Urinreste immer eine erhöhte und auch häufige Infektionsgefahr. Der Heilpraktiker Uwe Reinelt empfiehlt daher seinen Prostatapatienten als Dauertherapie die tägliche Einnahme von 150 ml kolloidalem Silber zu 25 ppm morgens auf nüchternen Magen. Die Infektionen verschwinden innerhalb von 2-3 Tagen, die Nykturie geht signifikant zurück. Zusätzlich verschreibt er diesen Patienten natürliche Präparate, die Sägepalm- und Kürbiskernextrakte enthalten, um einer Vergrößerung der Prostata entgegenzuwirken.

☺ In einer doppelblinden klinischen Studie wurden 22 Männer mit gutartiger Vergrößerung der Prostata im Alter von 50 bis 82 Jahren gegen die Nokturie mit kolloidalem Silber behandelt. Die Patienten mussten anfangs ein- bis fünfmal in der Nacht aufstehen. 15 Patienten (Verumgruppe) wurden mit kolloidalem Silber und sieben mit einem Plazebo (gefärbtem Wasser) behandelt. Die Dosis betrug je ein Teelöffel eines Fertigproduktes morgens und abends über 19 bis 23 Tage. Vier Patienten aus der Verumgruppe berichteten anschließend über einen Rückgang des nächtlichen Toilettenganges von zwei- bis viermal auf nur noch einmal. Fünf Teilnehmer (sowie einer aus der Plazebogruppe) berichteten über eine allgemeine Verbesserung der Nokturie. Anschließend nahmen alle Studienteilnehmer acht Wochen lang einen Teelöffel kolloidales Silber pro Tag ein. Nach weiteren vier Wochen berichteten 16 Teilnehmer (einer hatte die Studie abgebrochen) von einer Verbesserung, bei fünf Männern gab es keinen Fortschritt (siehe *Immun mit kolloidalem Silber* und vgl. *Barwick 2009 S. 299-304*).

☺ Gegen nächtliches Wasserlassen – Harndrang – verwendete ich acht Wochen lang 10 ml kolloidales Silber zu 50 ppm. Jetzt, nach zwölf Wochen, bin ich immer noch beschwerdefrei und kann nachts endlich wieder voll durchschlafen!

Scheidenausfluss ···> Weißfluss

Scheidenentzündung (Vaginitis, Kolpitis)

Eine Entzündung der Scheide kann durch verschiedene Ursachen (Infektionen, Allergien, Hormonmangel, Fremdkörper) hervorgerufen werden (siehe auch → Scheidenpilz und → Weißfluss). Sie kann auch Folge anderer Entzündungen sein und äußert sich durch Schmerzen, Juckreiz und Ausfluss.

Die Scheide bis zur Symptombesserung täglich mit kolloidalem Silber zu 25 ppm spülen. Zusätzlich drei Tage lang morgens, mittags und abends jeweils 100 bis 150 ml kolloidales Silber zu 25 ppm trinken, danach bis zur Symptombesserung täglich 2-mal 100 bis 150 ml.

Scheidenpilz (Vaginalmykose, Vulvovaginitis candidomycetica)

Das feuchte Milieu in der Scheide kann das Wachstum des Hefepilzes Candida albicans und anderer Hefepilze begünstigen. Die Krankheit äußert sich durch eine rötliche Entzündung und meistens grauweiße Beläge.

Die Scheide bis zur Symptombesserung täglich mit kolloidalem Silber zu 25 ppm spülen. Zusätzlich drei Tage lang morgens, mittags und abends jeweils 100 bis 150 ml kolloidales Silber zu 25 ppm trinken, danach bis zur Symptombesserung täglich 2-mal 100 bis 150 ml.

Schwangere sollten umgehend ihre Frauenärztin oder ihren Frauenarzt aufsuchen.

Tripper ···> Gonorrhoe

Vorsteherdrüse, vergrößerte ···> Prostatavergrößerung

Weißfluss (Scheidenausfluss, Leukorrhoe, Fluor vaginalis, Fluor albus)

Die normale Sekretion der Scheidenwand und des Gebärmutterhalses kann durch Infektionen unterschiedlichster Erreger gestört werden. Je nach Erreger kommt es zu milchig weißem oder gelblichem bis grüngrauem Ausfluss. Er kann blutig und mit Juckreiz verbunden sein. Ein solcher Ausfluss ist häufig mit einer → Scheiden-, → Eileiter- oder → Harnröhrenentzündung vergesellschaftet.

Scheide täglich mit kolloidalem Silber zu 25 ppm spülen. Zusätzlich drei Tage lang jeweils 100 bis 150 ml kolloidales Silber zu 25 ppm trinken, danach bis zur Symptombesserung täglich 2 × 100 bis 150 ml.

MENSCHEN

Kolloidales Silber bei Erkrankungen des Verdauungstrakts

Schon im Mund beginnt die Verdauung der Nahrung durch das Kauen und die erste enzymatische Zersetzung durch den Speichel. Dann wird der Speisebrei durch die Speiseröhre in den Magen-Darm-Trakt transportiert. Hier wird er weiter abgebaut und die Nährstoffe werden in den Körper aufgenommen, während die unverdaulichen Bestandteile und Abfallprodukte als Stuhl ausgeschieden werden.

Für eine gute Verdauung müssen alle beteiligten Organe einwandfrei funktionieren. Deshalb ist es auch wichtig, die Nahrung nicht hastig herunterzuschlucken, sondern sie in Ruhe zu kauen. Das entlastet den Magen. Aber auch die Aufnahme von genügend Ballaststoffen durch Obst und Gemüse ist für eine gesunde Verdauung wichtig.

Die Aufenthaltsdauer unserer Nahrung in den einzelnen Abschnitten des Verdauungstrakts ist sehr unterschiedlich. Während sie etwa eine Minute lang im Mund, wenige Sekunden in der Speiseröhre und zwei bis vier Stunden im Magen verbleibt, dauert die Passage durch den Dünndarm ein bis sechs Stunden und durch den Dickdarm etwa zehn Stunden bis zu mehreren Tagen.

In diesem Kapitel werden die wesentlichen Krankheiten des Verdauungstraktes vorgestellt, bei deren Behandlung Erfahrungen mit kolloidalem Silber vorliegen.

Blähungen (Flatulenz, Meteorismus)

Bakterien im Dickdarm bilden aus den Kohlenhydraten und Aminosäuren der Nahrung Faulgase, die aus Wasserstoff, Kohlendioxid und Methan bestehen und über den After entweichen. Flatulenz kann auf diverse Krankheiten zurückgehen, beispielsweise Enzymstörungen, Darmentzündungen oder Erkrankungen der Gallenblase. Aber auch verschluckte Luft kann zu Blähungen führen. Große Mengen an Blähgasen verursachen Völlegefühl und Schmerzen, die krampf- oder kolikartig sein können.

Bis zur Symptombesserung morgens und abends jeweils 50 ml kolloidales Silber zu 25 ppm trinken.

☺ Blähungen, die auf Pilzbefall im Dickdarm zurückzuführen sind, bessern sich mit zweimal täglich einem Teelöffel kolloidalem Silber zu 25 ppm zunehmend und gehen nach etwa einer Woche ganz zurück. Wenn die Beschwerden nach ein bis zwei Monaten wieder auftreten, mache ich wieder eine Kur.

Colitis ulcerosa

Wie der → Morbus Crohn, so ist auch die Colitis ulcerosa eine schubweise verlaufende chronisch entzündliche Darmerkrankung, die aber auf den Dickdarm begrenzt ist. Sie verursacht Geschwüre und äußert sich meistens durch schleimig-eitrigen, blutigen → Durchfall und es kann zur Darmwandzerstörung kommen. Auch können kolikartige Bauchschmerzen im linken Unterbauch mit starkem Stuhldrang auftreten, der bis hin zur Stuhlinkontinenz gehen kann.

Mitunter kommt es zu weiteren Beschwerden wie Appetitlosigkeit, Fieber, Gewichtsverlust und Abgeschlagenheit, Haut-, Gelenk- und Augenprobleme. Je nach Schwere der Krankheit sind die Symptome unterschiedlich stark ausgeprägt und können sogar mehrere Monate bis Jahre pausieren.

Colitis ulcerosa ist eine derzeit nicht heilbare Autoimmunkrankheit und auch ihre Ursache ist unbekannt. Man vermutet genetische und umweltbedingte Auslösefaktoren. Die Krankheit verschwindet aber manchmal nach dem Ausschluss unverträglicher Nahrungsmittel, die durch den „Aktivierte-Neutrophilen-Test" festgestellt werden können.

Täglich 2-mal 100 ml kolloidales Silber zu 25 ppm trinken.

Außerdem kann man einen „Aktivierte-Neutrophilen-Test" durchführen lassen, ein sehr effektiver Test auf Nahrungsmittelunverträglichkeiten. Informationen dazu erhalten Sie bei Ihrem Arzt oder Heilpraktiker.

Zur Behandlung wird außerdem die Einnahme von Ananas- und Papayaenzymen auf nüchternen Magen empfohlen. Anschließend nur Wasser nachtrinken.

Auch hier kann eine Darmsanierung helfen (siehe *Die Darmsanierungstrias zur Pflege des Immunsystems*).

Deutsche Morbus Crohn / Colitis ulcerosa Vereinigung e.V. (DCCV), Bundesgeschäftsstelle, Paracelsusstraße 15, D-51375 Leverkusen, Beratungstelefon: 0214/87608-0, Fax: 0214/87608-88, E-Mail: info(at)dccv.de, Homepage: www.dccv.de

Durchfall (Diarrhoe)

Für Durchfall gibt es viele unterschiedliche Ursachen. Er kann unter anderem durch Bakterien, Viren, Pilze und Parasiten ausgelöst werden, aber auch die Folge einer → Nahrungsmittelallergie, einer → Lebensmittelvergiftung oder anderer Darmerkrankungen (→ Morbus Crohn, → Colitis ulcerosa → Enteritis, Darmkrebs usw.) sein. Der Dickdarm kann das Wasser nicht mehr ausreichend aus dem Speisebrei resorbieren. Der wässrige Stuhl kann blutig, eitrig oder schleimig sein und mit Krämpfen einhergehen.

Besonders gefährlich an lang anhaltendem Durchfall sind der große Flüssigkeitsverlust (Dehydrierung) und der Verlust lebenswichtiger Elektrolyte (Magnesium, Kalzium, Natrium, Kalium).

Drei Tage lang morgens, mittags und abends jeweils 100 bis 150 ml kolloidales Silber zu 25 ppm trinken, danach täglich bis zur Symptombesserung 2-mal 100 bis 150 ml.

Bei Durchfall auf ausreichende Flüssigkeitszufuhr achten und gegebenenfalls Mineralstoffverluste durch entsprechende Präparate ausgleichen.

Zusätzlich sind natürliche Durchfallmittel aus der Apotheke empfehlenswert. Diese helfen auch vorzüglich bei „Montezumas Rache" (Reisediarrhoe) im Ausland.

Bei chronischer Diarrhoe und wenn Kinder oder ältere Menschen betroffen sind, sollten Sie auf jeden Fall professionelle medizinische Hilfe in Anspruch nehmen.

☺ In einem Altenpflegeheim, in dem eine Bekannte von uns lebt, trieb eine Magen-Darm-Grippe ihr Unwesen. Ich gab ihr kolloidales Silber zu trinken – an zwei Tagen jeweils morgens und abends. Mehr war nicht möglich, weil wir wieder abreisen mussten. Auf meine Nachfrage hin erfuhr ich später, dass die zweitägige Behandlung ausgereicht hatte, um die Symptome wie Durchfall usw. zu beseitigen. Alle anderen Bewohner waren weiterhin krank.

☺ Bei Darmerkrankungen (Magen-Darm-Viren) verwende ich im Akutfall drei Tage lang dreimal täglich 50 bis 100 ml kolloidales Silber zu 25 ppm.

Diarrhoe ··· Durchfall

Dünndarmentzündung (Enteritis)

Wie andere Schleimhäute auch, so kann sich die Schleimhaut des Dünndarms durch Viren-, Pilz-, Bakterien- oder Parasitenbefall entzünden. Mitunter ist zugleich die Magenschleimhaut betroffen (→ Gastroenteritis) oder die des Dickdarms (→ Enterokolitis). Eine Enteritis führt zu → Durchfall, Bauchkrämpfen und Erbrechen. Auch leichtes Fieber, Übelkeit und Appetitlosigkeit können auftreten. Leichte Fälle können fast symptomlos vorübergehen, schwere Erkrankungen können aber vor allem bei Säuglingen und alten Menschen Austrocknung, Schock und Kollaps verursachen.

Die bekanntesten Erreger einer Dünndarmentzündung sind wohl Salmonellen (→ Salmonellose), Shigellen, Cholera- oder Tuberkulose-Bakterien. Aber auch Medikamente können die Erkrankung auslösen.

Drei Tage lang morgens, mittags und abends jeweils 100 bis 150 ml kolloidales Silber zu 25 ppm trinken, danach täglich bis zur Symptombesserung 2-mal 100 bis 150 ml.

Wie bei → Durchfall auf ausreichende Flüssigkeitszufuhr achten und gegebenenfalls Mineralstoffe durch entsprechende Präparate ersetzen.

Zusätzlich sind natürliche Durchfallmittel aus der Apotheke empfehlenswert.

Enteritis ⇢ Dünndarmentzündung

Flatulenz ⇢ Blähungen

Gallenblasenentzündung (Cholezystitis)

Eine Gallenblasenentzündung wird meistens durch Gallensteine begünstigt, die das Abfließen der Gallenflüssigkeit verhindern. Diese wird stark konzentriert und reizt die Wand der Gallenblase, es kommt zur bakteriellen Entzündung mit dumpfem Schmerz bis hin zu starken Gallenkoliken im rechten Oberbauch unterhalb der Rippen. Auch Fieber, Appetitlosigkeit, Übelkeit, Erbrechen und Gelbsucht können ausgelöst werden. In schweren Fällen kann sich die Gallenblase mit Eiter füllen und platzen. Dann besteht Lebensgefahr. Zur Vorbeugung einer Chronifizierung wird die Gallenblase oft wegoperiert.

Drei Tage lang morgens, mittags und abends jeweils 100 bis 150 ml kolloidales Silber zu 25 ppm trinken, danach täglich bis zur Symptombesserung 2-mal 100 bis 150 ml.

Eine Zeit lang nichts essen und Bettruhe unterstützen den Heilungsprozess.

Gallengangentzündung (···› Cholangitis)

Man unterscheidet akut aufsteigende und (von der Leber) absteigende Gallengangentzündungen. Im ersten Fall liegen wie bei einer → Gallenblasenentzündung meist ein Gallenstein und eine bakterielle Besiedlung zugrunde. Sie kann aber auch durch Parasiten, Operationen oder Tumoren ausgelöst werden. Die Patienten werden anfallsweise von Gelbsucht, Fieber, Schüttelfrost und Oberbauchschmerzen (rechts) heimgesucht. Die Entzündung kann sich bis zur Leber ausbreiten und unter anderem Nierenversagen hervorrufen.

Die zweite Variante führt, zum Beispiel bei → Salmonellose, zu einer Verengung sämtlicher Gallengänge und kann nur durch eine Lebertransplantation behoben werden.

Drei Tage lang morgens, mittags und abends jeweils 100 bis 150 ml kolloidales Silber zu 25 ppm trinken, danach täglich bis zur Symptombesserung 2-mal 100 bis 150 ml.

Gastritis ···› Magenschleimhautentzündung

Gastroenteritis ···› Enteritis

Hämorrhoiden

Wer an Hämorrhoiden leidet, befindet sich in „guter Gesellschaft“. Immerhin leidet jeder zweite Mensch über 50 Jahre daran. Häufigste Ursache für diese krampfaderartige Venenerkrankung am Übergang vom Mastdarm zum Enddarm ist harter Stuhlgang. Sind die Venen am After betroffen, spricht man von äußeren Hämorrhoiden (Perianalthrombosen). Auch Übergewicht, Schwangerschaft und sitzende Tätigkeiten können die Entstehung von Hämorrhoiden begünstigen. Ein Symptom ist Afterjucken. Oft zeigen sich Beschwerden wie Brennen, Nässen oder blutiger Stuhl. Ist Letzteres der Fall, sollte man unbedingt einen Arzt aufsuchen, um andere Erkrankungen auszuschließen.

Bei entzündeten Hämorrhoiden sollte täglich ein flaches Sitzbad mit 25 ppm kolloidalem Silber genommen werden. Zusätzlich oder alternativ kann man silbergetränkte Kompressen mit einer Konzentration von 50 ppm auflegen.

Durch ballaststoffreiche Ernährung, Bewegung und ausreichende Flüssigkeitszufuhr kann man Verstopfung und hartem Stuhl und damit auch Hämorrhoiden vorbeugen.

Lebensmittelvergiftung

Als Lebensmittelvergiftung bezeichnet man eine Erkrankung, die meist durch mit Bakterien oder Viren verseuchtes Essen oder Getränke ausgelöst wird. Sie macht sich plötzlich durch Leibschmerzen, Erbrechen und → Durchfall bemerkbar.

Drei Tage lang morgens, mittags und abends jeweils 100 bis 150 ml kolloidales Silber zu 25 ppm trinken, danach täglich bis zur Symptombesserung 2-mal 100 bis 150 ml.

Bei Durchfall auf ausreichende Flüssigkeitszufuhr achten und gegebenenfalls Mineralstoffe durch entsprechende Präparate ersetzen.

Bei chronischer Diarrhoe und wenn Kinder oder ältere Menschen betroffen sind, sollten Sie auf jeden Fall professionelle medizinische Hilfe in Anspruch nehmen.

Magenschleimhautentzündung (Gastritis)

Ursachen für eine Entzündung der Magenschleimhaut sind Reizung durch übermäßigen Nikotin- und Alkoholgenuss oder Nebenwirkungen von Arzneimitteln, aber auch eine → Nahrungsmittelallergie kann der Auslöser sein. Eine chronische Magenschleimhautentzündung wird auch durch das Bakterium Helicobacter pylori oder Autoimmunreaktionen verursacht.

Die Symptome einer akuten Gastritis machen sich meistens nach scharf gewürztem Essen oder Alkoholgenuss bemerkbar. Es können Schmerzen, Völlegefühl, Durchfall, saures Aufstoßen, Brechreiz, Übelkeit und → Durchfall auftreten. Auch Mundgeruch und fader Geschmack sind Symptome einer Gastritis und der Stuhl kann durch Blutungen schwarz gefärbt sein.

Eine chronische Gastritis verläuft jedoch oft beschwerdefrei, es kann aber ein schleichender Blutverlust mit Eisenmangel auftreten, was sich in Blässe, Müdigkeit und Kurzatmigkeit zeigt.

Drei Tage lang morgens, mittags und abends je 100 bis 150 ml kolloidales Silber zu 25 ppm trinken, danach bis zur Symptombesserung täglich 2-mal 100 bis 150 ml. Das kolloidale Silber außerdem als Rollkur anwenden: Nach der Einnahme fünf Minuten lang auf den Bauch legen, danach fünf Minuten lang auf den Rücken, anschließend jeweils fünf Minuten lang auf die rechte und schließlich auf die linke Seite legen.

Zusätzlich werden zeitversetzt zum kolloidalen Silber zwei Tropfen Oreganoextrakt empfohlen, einzunehmen mit einem Esslöffel Olivenöl.

Bei Eisenmangel sollten Sie sich von Ihrem Arzt oder Heilpraktiker ein Eisenpräparat verordnen lassen.

Bei meinem Vater sind die chronischen Bakterien im Magen mit dreimal täglich 5 ml kolloidalem Silber zu 10 ppm nach einem Monat verschwunden. An der Erkrankung litt mein Vater bereits seit 15 Monaten und sie konnte mit Medikamenten nicht geheilt werden. Toll, dass es kolloidales Silber gibt!

Meteorismus → Blähungen

Morbus Crohn (Enteritis regionalis Crohn)

Diese chronische Entzündung kann den gesamten Verdauungstrakt befallen und tritt wie die → Colitis ulcerosa schubweise mit teilweise langen Pausen auf. Ihre Ursache ist nicht bekannt und die Autoimmunkrankheit ist derzeit nicht heilbar. Gegebenenfalls muss sogar operiert werden. Meistens ist der Übergang vom Dünndarm zum Dickdarm oder der letzte Teil des Dünndarms von Geschwüren befallen. Interessanterweise liegt keine durchgehende Entzündung vor, gesunde und kranke Darmbereiche wechseln sich ab. Es können sich Fisteln, Risse und Abszesse bilden. Die Krankheit bessert sich häufig nach dem Ausschluss unverträglicher Nahrungsmittel, die durch den „Aktivierte-Neutrophilen-Test" festgestellt werden können.

Wichtige Symptome sind lang anhaltender → Durchfall nach dem Essen und krampfartige Schmerzen im rechten Oberbauch. Außerdem kann es zu Gewichtsverlust, Müdigkeit, Nahrungsmittelunverträglichkeit sowie Haut-, Gelenk- und Augenproblemen kommen.

Wie bei der Colitis ulcerosa vermutet man, dass genetisch bedingte Einflüsse und Umweltfaktoren (z. B. Rauchen und andere Umweltgifte) sowie Nahrungsmittelunverträglichkeiten Ursache für die Krankheit sind. Oft sind junge Erwachsene betroffen.

Täglich bis zur Symptombesserung 2-mal 100 ml kolloidales Silber zu 25 ppm trinken.

Außerdem kann man einen „Aktivierte-Neutrophilen-Test" durchführen lassen, ein sehr effektiver Test auf Nahrungsmittelunverträglichkeiten. Informationen dazu erhalten Sie bei Ihrem Arzt oder Heilpraktiker.

Zur Behandlung wird außerdem die Einnahme von 4-mal 3 Tabletten eines Enzympräparates, welches Ananas- und Papayaenzyme enthält, auf nüchternen Magen empfohlen. Anschließend nur Wasser nachtrinken.

Auch hier sollte eine Darmpflege erfolgen (siehe *Die Darmsanierungstrias zur Pflege des Immunsystems*).

Bei Morbus Crohn nahm ich ein- bis zweimal täglich 10 bis 20 ml kolloidales Silber zu 25 bis 30 ppm ein. Nach neun Monaten war eine Besserung eingetreten. Die Eisenwerte waren fast auf Normalwerte gestiegen und ich hatte fast keine durch Immunsuppressiva bedingte Erkältung mehr.

Bei Morbus Crohn verwende ich täglich acht Esslöffel kolloidales Silber zu 25 ppm. Nach der Operation im Mai 2001 hatte ich immer Blut im Stuhl. Nach der Einnahme von kolloidalem Silber über 3,5 Monate hinweg war das Untersuchungsergebnis im Januar 2006 ohne Blut. Ich habe weniger Blähungen. Nehme ich es allerdings ohne Milch oder Quark ein, bekomme ich Bauchschmerzen.

Deutsche Morbus Crohn / Colitis ulcerosa Vereinigung e.V. (DCCV), Bundesgeschäftsstelle, Paracelsusstraße 15, D-51375 Leverkusen, Beratungstelefon: 0214/87608-0, Fax: 0214/87608-88, E-Mail: info(at)dccv.de, Homepage: www.dccv.de

Reizdarm (Reizkolon, Colon irritabile)

Diese chronische Darmerkrankung hat vor allem tagsüber Bauchschmerzen, Blähungen, Völlegefühl, Rumoren und abwechselnd Durchfall und Verstopfung zur Folge. Sie kann zwar auch schubartig verlaufen, im Gegensatz zu → Colitis ulcerosa und → Morbus Crohn liegen aber keine Veränderungen des Darms vor. Zwar ist das Allgemeinbefinden der Betroffenen oft jahrelang beeinträchtigt, aber es handelt sich um eine relativ harmlose Krankheit.

Die genaue Ursache ist nicht bekannt. Möglicherweise spielt der Botenstoff Serotonin eine Rolle; es kommt zur Störung der Darmmotorik. Aber auch eine Glutenallergie wird bei Betroffenen oft beobachtet. Stress kann die Beschwerden verstärken und oft findet man zusätzlich Symptome wie Kopf- und Rückenschmerzen, Depressionen, Angst und ein allgemeines Unwohlsein.

Täglich bis zur Symptombesserung 2-mal 100 ml kolloidales Silber zu 25 ppm trinken.

Auch in diesem Fall sollte eine Darmpflege erfolgen (siehe *Die Darmsanierungstrias zur Pflege des Immunsystems*).

Salmonellose (Salmonellenenteritis)

Salmonellen sind Enterobakterien, die tödliche Lebensmittelvergiftungen auslösen können. In der Regel sind solche Infektionen auf unhygienische Zubereitung und unzureichende Aufbewahrung von Lebensmitteln (zum Beispiel Eier, Geflügel usw.) zurückzuführen.

Eine Salmonellose führt nach 12 bis 24 Stunden urplötzlich zu starkem Brechdurchfall (→ Durchfall). Weitere Beschwerden sind Kopf- und Bauchschmerzen, Übelkeit und Fieber mit Schüttelfrost. Vor allem bei älteren und geschwächten Menschen kann die Krankheit tödlich verlaufen.

Täglich 2-mal 100 ml kolloidales Silber zu 25 ppm trinken.

Kolloidales Silber bei weiteren Erkrankungen

Auf den folgenden Seiten werden solche Krankheiten aufgeführt, die sich nicht in eine der bereits genannten Gruppen einordnen lassen, für die aber Erfahrungen mit kolloidalem Silber vorliegen.

Arthritis (Gelenkentzündung)

Im Gegensatz zum meist nicht entzündlichen Gelenkverschleiß bei einer → Arthose, handelt es sich bei der Arthritis um eine Entzündung der Gelenke, an der ursächlich Mykoplasmen beteiligt sein können. Sie macht sich durch Schwellungen, Schmerzen, Überwärmung, Bewegungseinschränkung und Rötung bemerkbar. Im weiteren Verlauf kann es zu Fehlstellungen und zum Funktionsverlust der betroffenen Gelenke kommen.

Morgens 100 ml kolloidales Silber zu 25 ppm trinken.

Auch bei einer Arthritis kann die Darmsanierung helfen (siehe *Die Darmsanierungstrias zur Pflege des Immunsystems*).

Außerdem kann man einen „Aktivierte-Neutrophilen-Test" durchführen lassen, ein Test auf Nahrungsmittelunverträglichkeiten. Informationen dazu erhalten Sie bei Ihrem Arzt oder Heilpraktiker.

Zur Behandlung wird außerdem die Einnahme von Ananas- und Papayaenzymen auf nüchternen Magen empfohlen. Anschließend nur Wasser nachtrinken.

Arthrose

In der deutsch- und englischsprachigen Literatur werden die Begriffe Arthrose und → Arthritis nicht einheitlich verwendet und es kann leicht zur Begriffsverwirrung kommen. So entspricht der englische Begriff Osteoarthritis meist dem deutschen Begriff Osteoarthrose oder einfach Arthrose. Dieser Gelenkverschleiß gehört zum rheumatischen Formenkreis und ist mit 55 % die weitaus häufigste rheumatische Erkrankung. Ab dem 65. Lebensjahr stellt die Arthrose sogar die Hauptursache für Körperbehinderungen dar.

Mit zunehmendem Alter kommen Neubildung und Abbau der Knorpelsubstanz der Gelenke aus dem Gleichgewicht und irgendwann stößt dann Knochen an Knochen.

Neben der seltenen, erblich bedingten primären Arthose überwiegt die sekundäre Arthrose. Auslöser dafür sind Gelenkfehlstellungen, Übergewicht,

Überbelastung oder sich ständig wiederholende gleichförmige Bewegungen, Entzündungen, Stoffwechselstörungen, Brüche und Operationen.

Je nach Schweregrad äußert sich eine Arthrose durch morgendliche Gelenksteifigkeit, Steifigkeit nach Ruhe, Bewegungsschmerzen, Schmerzen bei Belastung und im fortgeschrittenen Stadium sogar durch nächtlichen Ruheschmerz, Empfindlichkeit im Umfeld der betroffenen Gelenke und Druckschmerz bis hin zu Fehlstellungen. Parallel zum Abbau der Gelenke bilden sich oft entzündliche Schwellungen und Knoten, vor allem in den Handgelenken. Dadurch kann die Beweglichkeit stark eingeschränkt sein. Kommt eine Entzündung hinzu, spricht man von aktivierter Arthrose.

- Bei Arthrose hat sich die Kombination der PERTH-Magnetfeldtherapie mit einem Nahrungsergänzungsmittel, nämlich Chondroitinsulfat mit Glucosamin (Apotheke), hervorragend bewährt.
- Hier kann kolloidales Silber begleitend eingesetzt werden, und zwar 100 ml zu 25 ppm morgens auf nüchternen Magen.

Blutvergiftung → Lymphgefäßentzündung

Borreliose (Lyme-Krankheit, Erythema-migrans-Krankheit, Zeckenborreliose)

Die Lyme-Krankheit wird durch Borrelien-Bakterien verursacht und meistens von Zecken übertragen. Die Erkrankung wird oft verkannt, da eine Borreliose keine einheitlichen Symptome aufweist. Sie kann sogar monatelang unerkannt bleiben, bevor sich erste Anzeichen zeigen.

Frühsymptome können, müssen aber nicht auftreten. Sie zeigen sich als Magen-Darm-Beschwerden, Kopf-, Gelenk- und Muskelschmerzen sowie eventuell Fieber. Ferner kann sich die Haut an der Bissstelle röten (Wanderröte) und es kann sich ein sogenanntes Borrelien-Lymphozytom bilden. Das ist ein flacher, blauroter schmerzloser Knoten, der weit entfernt von der Bissstelle lokalisiert sein kann.

Spätsymptome können noch nach Wochen bis Monaten auftreten und umfassen Arthritis, Herzprobleme, Gewebsschwund der Haut und Nervenschäden.

Immer wieder wird beschrieben, dass Patienten selbst nach jahrelanger vergeblicher Antibiotikabehandlung nach einer ein- bis neunmonatigen Therapie mit kolloidalem Silber symptomfrei wurden. Im Jahre 2005 hat der niedergelassene Arzt Wilfried Krickau (siehe *Literatur*) eine beeindruckende Serie von Heilerfolgen veröffentlicht, bei denen kolloidales Silber als Begleitmedikation eingesetzt wurde, um Antibiotikaresistenzen zu begegnen.

Drei Tage lang morgens, mittags und abends jeweils 100 bis 150 ml kolloidales Silber zu 25 ppm trinken, danach bis zur Symptombesserung 2-mal 100 bis 150 ml täglich. Beachten Sie, dass es mehrere Monate bis zur Symptombesserung dauern kann.

Zusätzlich wird die Einnahme eines TOA-freien Katzenkrallenproduktes empfohlen (Apotheke).

Ein erfahrener Behandler wird darauf achten, ob zusätzlich eine klassische Antibiotikatherapie erforderlich ist.

Bei Borreliose trinke ich kolloidales Silber zu 5 ppm. Ich habe durchweg gute Erfahrungen gemacht. Es reicht jedoch nicht aus, nur eine Trinkkur von drei Wochen zu machen, eine bzw. mehrere Wiederholungen sind erforderlich. Labortechnisch konnte schon nach dem ersten Mal eine drastische Verbesserung nachgewiesen werden.

Nach einer Borrelioseinfektion (Infektion etwa 1975, Diagnose erst 2003) nehme ich kolloidales Silber zu 25 ppm ein, und zwar 30 ml täglich. Nach jahrzehntelanger schwerer Beeinträchtigung durch die unerkannte Borreliose hat sich meine Lebensqualität durch die Verwendung von kolloidalem Silber entscheidend verbessert. Zunächst war eine schulmedizinische Behandlung mit Arzneimitteln erfolgt.

Bei chronischer Borreliose verwende ich 25 ppm und zwar etwa 200 ml, dreimal täglich. Sofort nach Beginn besserten sich die Symptome deutlich. Als Nebenwirkung trat allerdings ein roter juckender Ausschlag an Knie und Oberschenkel auf.

Bei einer Neuroborreliose (Neuinfektion) verwende ich 25 ppm, und zwar 2-mal täglich 200 ml. Es kam zu einem Wegfall oder einer Minderung von Krämpfen im Oberbauch, Herzattacken, Kreislaufattacken und Schwächezuständen.

Brustdrüsenentzündung (Mastitis, Mastadenitis)

Vor allem bei stillenden Müttern können sich die Brustdrüsen bakteriell infizieren und schmerzhaft anschwellen. Die Brust rötet und verhärtet sich und sie kann eine erhöhte Temperatur aufweisen, es können Schüttelfrost und Fieber auftreten. Weitere Symptome können eine Lymphknotenschwellung und Risse in den Brustwarzen (→ Rhagaden) sein und es kann sich ein Abszess bilden.

Zur äußerlichen Behandlung eignen sich Kompressen als Auflagen, die mit Silberwasser (25 ppm) getränkt sind. Nach Rücksprache mit dem Arzt oder der Hebamme eine Stillpause einlegen und drei Tage lang morgens, mittags und abends jeweils 100 ml kolloidales Silber zu 25 ppm trinken.

Brustwarzenentzündung (Thelitis)

Vor allem durch eine falsche Stillhaltung können die Brustwarzen der Mutter wund und äußerst schmerzempfindlich werden. Sie röten sich und es bilden sich Risse oder Schrunden.

Tuch oder Stilleinlagen aus Wolle oder Seide mit 25 ppm kolloidalem Silber tränken und kurzzeitig auf die Brustwarzen legen. Vermeiden Sie aber das Aufweichen der Brustwarzen durch zu lange Verwendung feuchter Stilleinlagen. Um eine unerwünschte Aufnahme von kolloidalem Silber durch den Säugling zu vermeiden, das kolloidale Silber erst nach dem Stillen anwenden und die Brustwarzen vor dem Stillen vorsichtig mit klarem Wasser abwaschen.

Burn-out-Syndrom

Immer mehr Menschen fühlen sich mit ihrer Lebens- oder Arbeitssituation überfordert. Sie sind ausgelaugt und erschöpft und verspüren eine innere Leere und allgemeine Antriebslosigkeit. Die Leistungsfähigkeit lässt nach, Gleichgültigkeit und Depressionen stellen sich ein. Auch physische Beschwerden wie Verdauungsprobleme, Schmerzen und Schlafstörungen können auftreten.

Drei Tage lang morgens, mittags und abends jeweils 100 bis 150 ml kolloidales Silber zu 25 ppm trinken, danach bis zur Symptombesserung 2-mal 100 bis 150 ml.

Zusätzlich ist die Einnahme von Vitamin-B-Komplexen und NADH empfehlenswert (NADH = Nicotinamid-Adenin-Dinucleotid ist ein natürliches Koenzym, das eine wichtige Rolle bei zahlreichen Reaktionen in unseren Zellen spielt).

MENSCHEN

Chronisches Müdigkeitssyndrom (chronisches Erschöpfungssyndrom, Chronic Fatigue Syndrome, CFS)

Lange Zeit wurde das Chronische Müdigkeitssyndrom nicht als eigenständige Erkrankung akzeptiert und auch heute noch werden Betroffene oft als Hypochonder eingestuft. Aufgrund der ständigen Erschöpfung ist die Leistungsfähigkeit stark eingeschränkt. Dies und mögliche körperliche Unbefindlichkeiten wie Schmerzen und Fieber sowie Lymphknotenschwellungen können sogar zu einer Depression führen. Als Ursache werden Infektionen, Immunfaktoren, Hormonstörungen und psychische Einflüsse diskutiert. Ein möglicher Kandidat, der für CFS, aber auch für bestimmte Formen von → Arthritis, → Fibromyalgie, das Golf-Kriegs-Syndrom und andere chronische Erkrankungen verantwortlich gemacht wird, ist Mycoplasma incognitus. Dieses noch nicht allzu lange bekannte Bakterium lässt sich mit kolloidalem Silber bekämpfen.

Drei Tage lang morgens, mittags und abends jeweils 100 bis 150 ml kolloidales Silber zu 50 ppm trinken, danach bis zur Symptombesserung 2-mal 100 bis 150 ml.

Ein Bekannter litt jahrelang tagsüber unter starker Müdigkeit. Es war eine einzige Qual für ihn. Er nahm kolloidales Silber ein und schon nach drei Tagen war das Problem gelöst. Das Müdigkeitssyndrom tauchte nicht wieder auf.

Erschöpfungssyndrom, chronisches → Chronisches Müdigkeitssyndrom

Körpergeruch (Bromidrosis)

Manche Menschen leiden besonders stark unter Körpergeruch. Er entsteht durch bakterielle Zersetzung von Bestandteilen des Schweißes. Deshalb ist kolloidales Silber gut als Deodorant geeignet.

Bei Bedarf die Achselhöhlen mit einem mit 25 ppm getränkten Läppchen oder Tupfer abreiben.

Kolloidales Silber ist ein vorzügliches Deodorant.

Fibromyalgie

Die Fibromyalgie ist noch wenig erforscht und das bekommen Betroffene im wahrsten Sinne des Wortes zu spüren, denn sie verursacht Schmerzen. Diese treten vorwiegend an bestimmten Druckpunkten von Muskeln, Bindegewebe und Knochen auf. Dazu kommen zahlreiche weitere Symptome (zum Beispiel → Chronisches Müdigkeitssyndrom, Schlaflosigkeit, Depressionen, Morgensteifigkeit, Gedächtnis- und Konzentrationsstörungen, Taubheitsgefühl in den Extremitäten, Schwindel oder Koordinationsprobleme usw.), was eine Diagnose erschwert.

Betroffen sind meistens Menschen zwischen 20 und 55 Jahren. Davon sind 90 % Frauen, meist Anfang bis Mitte 30.

Drei Tage lang morgens, mittags und abends jeweils 100 ml kolloidales Silber zu 25 ppm trinken, danach bis zur Symptombesserung täglich 2-mal 100 ml.

Außerdem kann man bei Fibromyalgie einen „Aktivierte-Neutrophilen-Test" und eine PERTH-Magnetfeldtherapie durchführen lassen. Informationen dazu erhalten Sie bei Ihrem Arzt oder Heilpraktiker.

Auf jeden Fall lohnt sich auch ein Behandlungsversuch mit S-Adenosylmethionin (SAM) (vgl. Pies 2006).

Zur Behandlung wird außerdem die Einnahme von Ananas- und Papayaenzymen auf nüchternen Magen empfohlen. Anschließend nur Wasser nachtrinken.

Deutsche Fibromyalgie-Vereinigung (DFV) e.V., Waidachshoferstraße 25, D-74743 Seckach, Tel: 06292/928758, Fax: 06292/928761, E-Mail: fibromyalgie-fms@t-online.de, Internet: http://www.fibromyalgie-fms.de

Gelenkentzündung → Arthritis

Immunstärkung

Normalerweise ist das Immunsystem eines gesunden Menschen durchaus in der Lage, Krankheiten erfolgreich abzuwehren. Es gibt aber Situationen, in denen es geschwächt ist (Immunschwäche durch Krankheiten oder Medikamente) oder in denen eine Unterstützung nützlich ist. Letzteres kann beispielsweise in der kalten Jahreszeit sinnvoll sein. Dann kann man für kurze Zeit eine Silberkur durchführen und wieder pausieren, um das eigene Immunsystem zu stärken, aber nicht zu sehr zu entlasten.

Menschen, die kolloidales Silber regelmäßig anwenden, haben unterschiedliche Erfahrungen damit gemacht, welche Dosierung des kolloidalen Silbers immunstärkend bei ihnen wirkt. Manche nehmen im Winter über Wochen hinweg täglich kleine Mengen (Esslöffel) von etwa 10 ppm ein, andere bevorzugen größere Mengen und höhere Konzentrationen über einen kurzen Zeitraum.

Im Winter vorbeugend eine Woche lang morgens und abends jeweils 150 ml kolloidales Silber zu 25 ppm trinken, anschließend täglich 50 ml.

Mein Immunsystem wurde durch viele Kortisonspritzen geschwächt und ich erkrankte an Hautkrebs. Nach einer OP – es wurden drei größere Geschwülste entfernt – reagierte mein Körper, vermutlich aufgrund der Narkosemittel, extrem allergisch auf Aspirin und Paracetamol. Nach der Einnahme kleinster Mengen dieser Mittel musste der Notarzt kommen. Mein Körper war völlig verquollen, die Atemwege waren fast vollständig blockiert. Nach vielen Allergietests habe ich mich dann zum Kauf eines Silbergenerators entschlossen. Seit der Einnahme von täglich 200 ml kolloidalen Silbers zu 25 ppm habe ich keine Erkältung mehr und der Hautkrebs ist verschwunden. Das wurde mir am 14. Februar 2006 von meiner Hautärztin bestätigt!

Zur Immunstärkung verwende ich morgens 20 ml kolloidales Silber zu 25 ppm. Das hilft mir im Großen und Ganzen, gesund zu bleiben. Früher bekam ich ständig Infektionskrankheiten. Jetzt ist meine Immunabwehr viel besser.

Joggerbrustwarze

Beim Joggen oder Langstreckenlaufen kann es vorkommen, dass die Brustwarzen wund gescheuert werden und schmerzen. Die Symptomatik kann durch Schweiß verschlimmert werden.

Tuch oder Stilleinlagen aus Wolle oder Seide mit 25 ppm kolloidalem Silber tränken und kurzzeitig auf die Brustwarzen legen. Vermeiden Sie aber das Aufweichen der Brustwarzen durch zu lange Verwendung feuchter Auflagen.

Knochenschwund → Osteoporose

Krebs

Es wird allen Lesern klar sein, dass es unzählige verschiedene Krebsarten gibt, von denen manche eine günstige und andere eine ungünstige Prognose haben. Aber auch von Patient zu Patient gibt es große Unterschiede, wie gut man eine bösartige Wucherung bewältigt. In einer ernst zu nehmenden Krebstherapie werden sich bei zwei Patienten mit dem „gleichen" Krebs unter Umständen völlig unterschiedliche Behandlungspfade eröffnen, da jeder Mensch anders ist und er unterschiedliche Umstände in seiner Biografie und seiner Lebenseinstellung und -führung mitbringt. Es gibt heute eine Vielzahl schulmedizinischer Verfahren und Medikamente, die in vielen Fällen helfen können, den Krebs zu besiegen. Naturheilkundliche Ansätze bieten eine wertvolle Ergänzung dazu.

Eine völlig neue Sichtweise hat die Mykoplasmenforschung erbracht (vgl. Kapitel *DMSO-Kolloidales-Silber-Protokoll bei Krebserkrankungen* nach R. Webster Kehr).

Eine solche Ergänzung ist nach individueller Beratung auch kolloidales Silber. Mit 2-mal 150 ml zu 25 ppm täglich bekämpft man Bakterien und Viren im Körper und hilft damit, das Immunsystem zu entlasten. Tumore konnten laut Dr. Becker (*The Body Electric,* siehe Literatur) unter Einsatz von Silber im Wachstum gehemmt und zum Stillstand gebracht werden.

Lymphgefäßentzündung (Lymphangitis, Adenitis)

Die Lymphgefäße und -knoten sind ein wichtiger Teil unseres Immunsystems. Bei der im Volksmund Blutvergiftung genannten Entzündung der Lymphbahnen denkt man unwillkürlich an den geschwollenen „roten Strich“, der neben vergrößerten Lymphknoten tatsächlich ein Symptom dieser Bakterieninfektion oder akuten Gewebeentzündung ist. Dieser schmerzhafte Streifen verläuft vom Infektionsherd (zum Beispiel → Wunden) bis zum nächsten Lymphknoten.

Drei Tage lang morgens, mittags und abends jeweils 100 bis 150 ml kolloidales Silber zu 25 ppm trinken, danach bis zur Symptombesserung täglich 2-mal 100 bis 150 ml.

Lymphknotenentzündung → Lymphgefäßentzündung

Mittelohrentzündung (Ottitis media) (siehe auch → Ohrenschmerzen)

Eine Entzündung des Raums zwischen Trommelfell und Innenohr (= Mittelohr) ist meistens die Folge einer bakteriellen oder viralen Entzündung der oberen Atemwege (siehe Kapitel *Kolloidales Silber bei Atemwegserkrankungen*). Kinder sind besonders oft davon betroffen.

Eine Mittelohrentzündung zeichnet sich durch plötzlich auftretende heftige Ohrenschmerzen, Druckgefühl, eingeschränktes Hörvermögen, Ohrgeräusche und Fieber aus. Da sich der Eiter im Mittelohr sammelt und nicht abfließen kann, kann sogar das Trommelfell platzen. Weitere gravierende Folgen können Schwerhörigkeit oder ein Mittelohrerguss (permanente Absonderung klebriger Flüssigkeit) sein.

Drei Tage lang morgens, mittags und abends jeweils 100 bis 150 ml kolloidales Silber zu 25 ppm trinken, danach bis zur Symptombesserung täglich 2-mal 100 bis 150 ml. Kindern gibt man – gemäß der Faustregel 2 Milliliter pro Kilogramm Körpergewicht – entsprechend weniger.

Die äußerliche Behandlung erfolgt durch Einträufeln von kolloidalem Silber zu 25 ml in den Gehörgang.

Nachts sollten Sie zusätzlich Zwiebelpäckchen auflegen.

Mumps (Ziegenpeter, Parotitis epidemica, Salivitis epidemica)

Bei dieser sehr ansteckenden, viral bedingten Kinderkrankheit schwellen zwei bis drei Wochen nach der Ansteckung eine oder beide Ohrspeicheldrüsen nacheinander an. Das verursacht Ohrenschmerzen und Schmerzen beim Kauen und Schlucken. Weitere Symptome sind Unwohlsein, Kopf-, Hals-, Nasen- und Gliederschmerzen sowie Fieber. Selten kann auch das Zentralnervensystem betroffen sein.

Oft sind bei Mumps auch andere Drüsen (zum Beispiel die Bauchspeicheldrüse) betroffen und bei Jungen und Männern können die Hoden (→ Hodenentzündung) schmerzhaft anschwellen.

Man gibt dem kranken Kind dreimal täglich 2 ml kolloidales Silber zu 25 ppm pro Kilogramm Körpergewicht.

Nagelfalzentzündung (Nagelumlauf, Paronychie)

Dies ist die häufigste Entzündung der Hand, die durch Pilzbefall (→ Nagelpilz) mit Candida albicans, Viren oder Bakterien ausgelöst wird, aber auch durch chemische Reize oder Durchblutungsstörungen. Dabei rötet sich der Nagelwall und schwillt schmerzhaft an. Der betroffene Bereich ist druckempfindlich und es kann zur Eiterabsonderung kommen.

Betroffene Stellen mehrmals täglich mit einem mit 25 ppm satt getränkten Läppchen abtupfen. Zusätzlich drei Tage lang morgens und abends je 150 ml kolloidales Silber zu 25 ppm trinken.

Kühlen schwächt die Symptome ab, Erwärmen verstärkt sie.

Nahrungsmittelallergien

Manche Menschen vertragen bestimmte Nahrungsmittel nicht. Sie reagieren allergisch auf bestimmte Bestandteile (zum Beispiel Kuhmilcheiweiß) oder auf industrielle Zusätze (zum Beispiel Farb- und Geschmacksstoffe oder Konservierungsmittel). Mitunter kann die starke industrielle Bearbeitung eines sonst gut verträglichen Lebensmittels gehäuft zu Allergien führen.

Eine Nahrungsmittelallergie zeigt sich durch geschwollene Lippen, Kribbeln im Mund-Rachenraum und sie kann sogar Erbrechen, Darmprobleme und Durchfall verursachen.

Im Akutfall täglich 150 ml kolloidales Silber zu 25 ppm trinken.

Wie bei allen Allergien kann eine Darmsanierung auch hier helfen (siehe *Die Darmsanierungstrias zur Pflege des Immunsystems*).

Manchmal kann es sich lohnen, weniger stark bearbeitete Lebensmittel zu wählen. So löst naturbelassene Rohmilch beispielsweise seltener Allergien aus, als durch Pasteurisieren, Homogenisieren und Ultrahocherhitzen mehrfach manipulierte H-Milch (Pies: *Milch – aber natürlich*, siehe Literatur).

Ohrenschmerzen (Otalgie)

Neben der häufig vorkommenden → Mittelohrentzündung können Ohrenschmerzen auch andere Ursachen haben. So kann eine Infektion des Gehörgangs (Außenohr) vorliegen, bei der sich eventuell sogar Furunkel oder Abszesse bilden. Hörprobleme und Ausfluss können damit verbunden sein. Auch Erkrankungen in der Umgebung des Ohrs (Zähne, Kiefer) können zu Ohrenschmerzen führen.

Mehrmals täglich einige Tropfen kolloidales Silber zu 25 ppm in den Gehörgang träufeln.

Nachts sollten Sie zusätzlich Zwiebelpäckchen auf das Ohr auflegen und mit einem Schal oder einer Binde fixieren.

☺ Im vergangenen Sommer litt ich an einer sehr schmerzhaften Innenohrentzündung mit Fieber, die normalerweise mit Antibiotika behandelt werden muss. Ich nahm zwei bis dreimal täglich etwa 30 ml Silberwasser ein und träufelte es auch in mein Ohr. Innerhalb von sechs Tagen war die Entzündung völlig verschwunden. Ich hatte sogar schon einen Arzttermin vereinbart, konnte ihn aber wieder absagen, da ich ihn nicht mehr brauchte.

Kolloidales Silber hat sich bei Ohrenschmerzen gut bewährt. Einfach ins Ohr träufeln und man muss nicht lange darauf warten, dass die Schmerzen verschwinden.

Bei einer Entzündung des Außenohrs (äußerer Gehörgang) beim Kind gebe ich mehrmals täglich 3–4 Tropfen kolloidales Silber zu 25 ppm ins Ohr.

Osteoporose (Knochenschwund)

Bei Osteoporose, von der Frauen hormonell bedingt häufiger betroffen sind als Männer, wird die Gerüstsubstanz porös und der Knochen kann leichter brechen. Immerhin ist die Knochendichte bei Siebzigjährigen um etwa 30 % verringert.

Risikofaktoren für Osteoporose sind Rauchen und Alkoholgenuss, aber auch chronische Bronchitis und ein Lungenemphysem sind eng damit korreliert.

Als Begleittherapie können morgens 100 ml kolloidales Silber zu 25 ppm eingenommen werden.

Bei Knochenschwund hat sich hervorragend die Kombination von PERTH-Magnetfeldtherapie mit Nahrungsergänzungsmitteln bewährt.

Ausgedehnte Spaziergänge, eine Hormonersatztherapie nach der Menopause und körperliche Aktivitäten wirken einer Osteoporose entgegen. Außerdem sollte man die Schilddrüsenfunktion überprüfen lassen, da eine Überfunktion das Risiko für Osteoporose um ein Vielfaches erhöht.

Pfeiffersches Drüsenfieber (Mononucleosis infectiosa, Studentenkusskrankheit)

Beim Erstkontakt, wohl meist durch Küssen übertragen, wird das Pfeiffersche Drüsenfieber durch bestimmte Herpesviren ausgelöst. Es zeichnet sich durch geschwollene Lymphknoten, hohes Fieber sowie Kopf-, Glieder- und → Halsschmerzen aus und tritt vorwiegend bei Jugendlichen auf.

Drei Tage lang morgens, mittags und abends je 100 bis 150 ml kolloidales Silber zu 25 ppm trinken, danach bis zur Symptombesserung 2-mal täglich 100 bis 150 ml. Vor dem Schlucken gründlich mit dem Silberwasser gurgeln.

Rheumatismus

Unter Rheuma werden oftmals sehr ungenau viele unterschiedliche Krankheiten des Bewegungsapparates zusammengefasst, die mit Gliederschmerzen und Muskelsteifigkeit verbunden sind (siehe auch → Arthritis).

Morgens 100 ml kolloidales Silber zu 25 ppm trinken.

Außerdem kann man einen „Aktivierte-Neutrophilen-Test" durchführen lassen, ein sehr effektiver Test auf Nahrungsmittelunverträglichkeiten. Informationen dazu erhalten Sie bei Ihrem Arzt oder Heilpraktiker.

Eine Darmsanierung kann auch bei Rheuma erfolgreich sein (siehe *Die Darmsanierungstrias zur Pflege des Immunsystems*).

Zur Behandlung wird außerdem die Einnahme von Ananas- und Papayaenzymen auf nüchternen Magen empfohlen. Anschließend nur Wasser nachtrinken.

Mein durch eine chronische Nebenhöhlenentzündung ausgelöstes Rheuma behandle ich seit mehreren Monaten mit mehreren Esslöffeln kolloidalem Silber zu 20 bis 25 ppm täglich und führe außerdem Nasenspülungen damit durch. Die rheumatischen Beschwerden sind fast verschwunden, die Behandlung ist aber noch nicht ganz abgeschlossen.

Röteln (Rubella, Rubeola)

Röteln sind eine meist harmlose Viruserkrankung (Ruvivirus), die vor allem Kinder im Alter zwischen drei und zwölf Jahren befällt. Sie wird über die Atemwege als Tröpfcheninfektion verbreitet. Bei Infektion einer Schwangeren besteht in den ersten drei Schwangerschaftsmonaten eine hohe Gefährdung des Föten.

Röteln äußern sich, wie der Name schon sagt, durch typische linsengroße rosarote Flecken. Außerdem schwellen die Lymphknoten des Nackens und hinter den Ohren an und es tritt leichtes Fieber von etwa 38° C auf. Heute werden Kinder meistens gleichzeitig gegen → Masern, → Mumps und Röteln geimpft.

Drei Tage lang morgens, mittags und abends jeweils 100 ml kolloidales Silber zu 25 ppm trinken, danach bis zur Symptombesserung täglich 2-mal 100 ml. Bei Kindern bitte die Faustregel zwei Milliliter kolloidales Silber pro Kilogramm Körpergewicht beachten.

Äußerlich können mit 25 ppm Silberwasser getränkte Kompressen als Auflagen verwendet werden.

Bei Juckreiz hilft auch eine Salbe, die Dulcamara enthält.

Scharlach (Scarlatina)

Zwar kommt Scharlach heute bei uns nur noch selten vor, die Krankheit ist aber meldepflichtig. Verursacher sind Streptokokken, es handelt sich also um eine Bakterieninfektion (Tröpfcheninfektion). Sie äußert sich durch Fieber, manchmal Schüttelfrost, Erbrechen, Kopfschmerzen, einen rot entzündeten Hals (→ Rachenentzündung) mit Schluckbeschwerden und roten Hautausschlag sowie Lymphknotenschwellungen. Typisch ist auch die „Himbeer-" oder „Erdbeerzunge", ein weißer Zungenbelag mit roten Punkten. An Händen und Füßen kann sich die Haut ablösen. Bleibt die Erkrankung unbehandelt, kann es zu Komplikationen (rheumatisches Fieber, Nierenentzündung) kommen.

Drei Tage lang morgens, mittags und abends jeweils 100 ml kolloidales Silber zu 25 ppm trinken, danach täglich 2-mal 100 ml bis zur Symptombesserung. Vor dem Trinken mit dem kolloidalen Silber gurgeln. Bei Kindern bitte die Faustregel zwei Milliliter kolloidales Silber pro Kilogramm Körpergewicht beachten.

Schwitzen ⋯ Körpergeruch

Sonnenstich (Heliosis, Ictus solis)

Oft tritt bei einem → Sonnenbrand auch gleichzeitig ein Sonnenstich auf, der sich durch einen erhitzten, roten Kopf, Unwohlsein, Kopfschmerzen, Schwindel, beschleunigten Puls, Erbrechen, Übelkeit, Fieber mit Schüttelfrost und Kreislaufkollaps äußert.

Bis zur Symptombesserung morgens und abends jeweils 150 ml kolloidales Silber zu 25 ppm trinken und die Sonne meiden.

Windpocken (Wasserpocken, Varizellen, Spitzblattern)

Windpocken gehören zu den ansteckenden, meldepflichtigen Kinderkrankheiten. Normalerweise verlaufen sie harmlos (leichtes Fieber), können aber vor allem für Erwachsene (Lungenentzündung und Atembeschwerden) und ungeborene Kinder (Missbildungen) schwer wiegend sein. Leichtes Fieber und ein juckender Hautauschlag sind typische Zeichen von Windpocken. Das auslösende Varicella-zoster-Virus ist auch für → Gürtelrose verantwortlich.

Nach zwei bis drei Wochen bilden sich nach und nach fast am gesamten Körper (Gesicht, Kopfhaut, Körperstamm, Schleimhäute und eventuell Extremitäten) stecknadelkopfgroße, rote juckende Flecken, die zu wassergefüllten Bläschen werden. Nach einigen Tagen trocknen diese aus und verkrusten.

- Drei Tage lang morgens, mittags und abends jeweils 100 ml kolloidales Silber zu 25 ppm trinken, danach täglich 2-mal 100 ml bis zur Symptombesserung. Vor dem Trinken des kolloidalen Silbers, damit gurgeln. Bei Kindern bitte die Faustregel zwei Milliliter kolloidales Silber pro Kilogramm Körpergewicht beachten.
- Zusätzlich können die befallenen Hautareale mit einem mit kolloidalem Silber (25 ppm) getränkten Läppchen betupft werden.

Ziegenpeter → Mumps

AIDS, SARS & Co. – Ist kolloidales Silber eine Option bei den modernen Geißeln der Menschheit?

Regelmäßig erleben wir, dass es wieder eine neue Krankheit gibt, von der uns Menschen große Gefahr droht, sei es AIDS, SARS oder die Vogelgrippe (H5N1). Oder sei es eine Gefahr, die von biologischen Waffen (zum Beispiel dem Milzbranderreger Anthrax) ausgeht.

AIDS hat heute gottlob einen großen Teil seines Schreckens verloren, auch wenn man die Ansteckungsgefahr und die Krankheit selbst nicht verharmlosen darf. Inzwischen gibt es sehr gute Medikamente, die zwar nicht heilen, aber den Ausbruch hinauszögern und den Verlauf der Krankheit abschwächen können. Kolloidales Silber wird mitunter beim Auftreten opportunistischer Erkrankungen verwendet. Das sind Krankheiten, die aufgrund der Immunschwäche durch sonst meist harmlose Erreger (zum Beispiel Cytomegalie-Viren, Herpes-simplex-Viren, Candida, Salmonellen, Mykobakterium, Tuberkelbazillus und Toxoplasma) verursacht werden. Da viele dieser Erreger Bakterien, Pilze oder Viren sind, kann ein Versuch mit kolloidalem Silber bei opportunistischen Erkrankungen lohnen. Heilen kann man damit AIDS aber nicht.

Erwähnenswert sind in diesem Zusammenhang aber vielversprechende Ergebnisse durch Implantation von Silberelektroden bei drei AIDS-Patienten, die im Sterben lagen. Das Silber gelangte unmittelbar in die Blutbahn und alle drei Patienten erholten sich innerhalb von zwei bis fünf Tagen, die Viruslast konnte stark reduziert werden (Barwick 2009, S. 296). Bei sieben anderen AIDS-Patienten gelang es, durch tägliche Einnahme von etwa 60 Milliliter kolloidalem Silber innerhalb von vier Monaten die T-Lymphozytenzahl um im Mittel 40 Prozent zu erhöhen (Müller o.O., o.J.).

Die Vogelgrippe steht ganz aktuell in der Diskussion und die Gefahr einer möglichen Epidemie lässt sich nicht leugnen. Wurde anfangs noch immer wieder behauptet, dass sich das Virus H5N1 nicht von einer Art auf eine andere übertragen lässt, lieferten Katzen und ein Steinmarder schon bald den Gegenbeweis. Auch die Übertragung von Mensch zu Mensch wird seit Mai 2006 von der Weltgesundheitsorganisation WHO nicht mehr ausgeschlossen.

Es wäre interessant zu prüfen, ob kolloidales Silber auch gegen H5N1 wirksam ist. Das ist leider nicht so einfach möglich, da eine solche Untersuchung nur von autorisierten Labors durchgeführt werden kann und außerdem erst einmal ein Geldgeber gefunden werden müsste. Es gibt aber bereits Verwender von kolloidalem Silber, die es ihren Haustieren zur Vorbeugung vor Vogelgrippe geben.

Der zunehmende internationale Terrorismus schürt immer wieder die Angst vor Anschlägen mit biologischen Waffen, insbesondere dem Milzbranderreger Bacillus anthracis. Diese Krankheit kommt auch heute noch häufig in Entwicklungsländern vor und wird von infiziertem Vieh auf den Menschen übertragen. Sie löst Hautmilzbrand (Schwellung, Jucken, Blase, Karbunkel, Eiter, schwarzer Schorf) oder Lungenmilzbrand (schwere Atembeschwerden) aus. Der Hautmilzbrand ist im Anfangsstadium leicht durch Antibiotika behandelbar. Der Lungenmilzbrand verläuft meist tödlich und auch beim Hautmilzbrand sind Lymphknoten und Kreislauf betroffen, was zum Tod führen kann. Durch Verzehr von infiziertem Fleisch kann es zu Darmmilzbrand kommen.

Tatsächlich ist schon seit 1887 durch Emil Adolf von Behring (1854-1917) bekannt, dass Silber sehr wirksam gegen den Milzbranderreger ist, der elf Jahre zuvor von Robert Koch (1843–1910) entdeckt worden war. Zwar gibt es keine Belege dafür, dass kolloidales Silber bei Menschen oder Tieren die Infektion mit Anthrax verhindern kann. Da es den Erreger aber zumindest im Laborversuch abtötet, kann man davon ausgehen, dass das auch in unserem Körper der Fall ist.

Es liegt auf der Hand, dass man sich vor allem in den USA intensiv Gedanken darüber macht, wie man sich vor einem möglichen Biowaffenangriff schützen kann. Steve Barwick (Barwick 2009, S. 313-322) hat für sich und seine Frau folgendes Protokoll als Vorbeugemaßnahme entwickelt:

- Aktuell nimmt er täglich etwa 30 Milliliter (eine Unze) kolloidales Silber mit einer Konzentration von 20 ppm ein.
- Sollte die Gefahr eines Terroranschlags mit Bakterien zunehmen, wird er die Tagesdosis auf das Zwei- bis Vierfache erhöhen.
- Bei einem tatsächlichen Angriff mit Biowaffen würde er die tägliche Einnahme von etwa 40 ppm starkem kolloidalem Silber für drei Tage auf sechzehn Unzen, also etwa 480 Milliliter erhöhen.
- Dann würde er aufgrund der Schwere des Anschlags und der Folgen in seiner Umgebung entscheiden, ob er diese Menge zehn weitere Tage zu sich nehmen wird.

- Anschließend würde er die Einnahme des kolloidalen Silbers für mehrere Tage auf einige Unzen pro Tag reduzieren.
- Während der Zeit der akuten Gefährdung würde er zusätzlich drei- bis viermal täglich etwas von dem 40 ppm Silberwasser in die Nase sprühen.

Kolloidales Silber bei Tieren

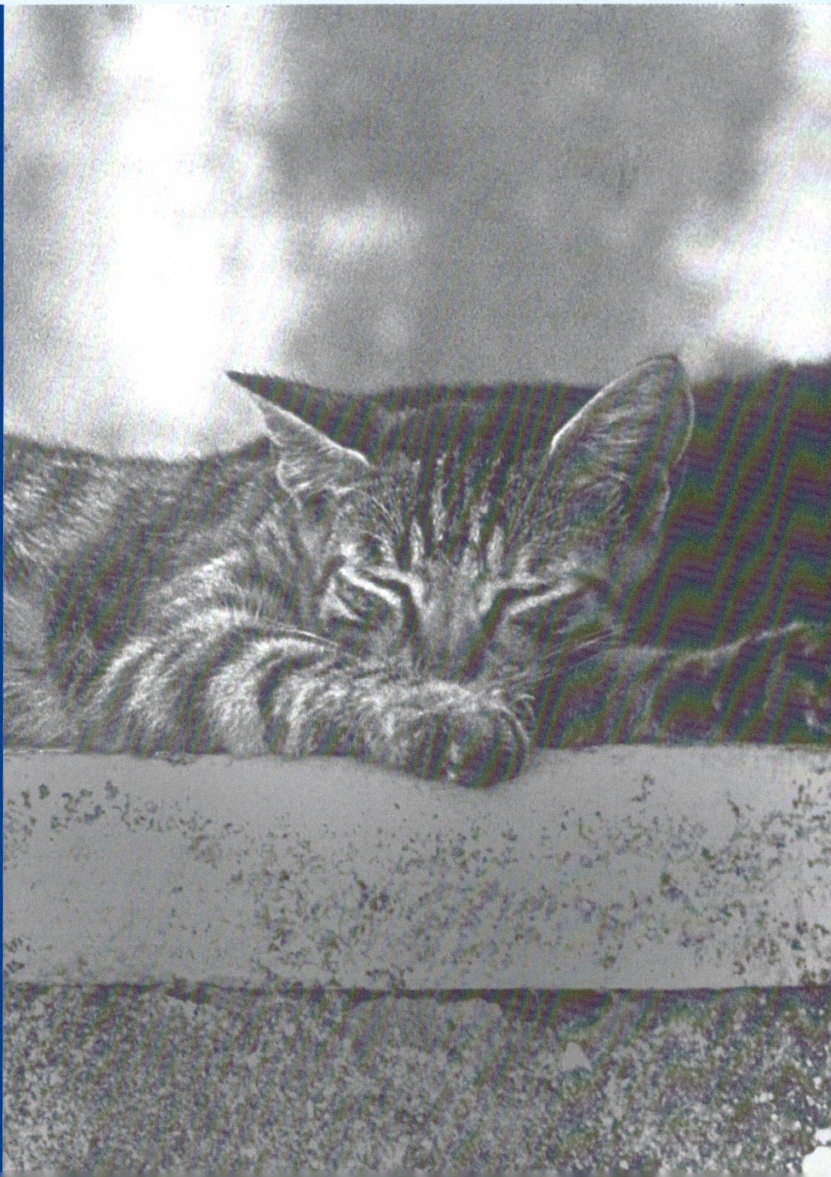

Einleitung

Viele Menschen lassen die Vorzüge von kolloidalem Silber auch ihren Tieren angedeihen. Bei den Anwendungsmöglichkeiten und bei der Art der Anwendung gibt es viele Parallelen zum Menschen. Allerdings muss man auch die Unterschiede beachten. So ist es zum Beispiel wichtig, die Dosierung bei kleinen Tieren entsprechend zu reduzieren, ähnlich wie es bei Kindern gemacht wird. Bei der Fragebogenaktion (siehe Kapitel *Die große Fragebogenaktion zu kolloidalem Silber*) wurden auch Erfahrungsberichte zu kolloidalem Silber bei Tieren eingeschickt. Sie werden teilweise auf den folgenden Seiten wiedergegeben.

Da man von einem Tier schlecht erwarten kann, dass es mit kolloidalem Silber gurgelt oder es freiwillig einnimmt, muss man andere Möglichkeiten der Verabreichung suchen. Dabei kann man sich im Großen und Ganzen an die Vorgehensweise mit Arzneimitteln halten.

Zur allgemeinen Krankheitsvorbeugung kann man das kolloidale Silber mit dem Futter oder dem Trinkwasser verabreichen, auch wenn das nicht die optimale Lösung ist. Besser ist es natürlich, wenn es wie beim Menschen pur gegeben wird.

Zur äußerlichen Behandlung kann man die betroffenen Hautareale mit kolloidalem Silber abreiben, betupfen oder besprühen. Für die orale Anwendung kann man das Silberwasser bei Katzen, Kaninchen und kleinen Hunden, aber auch bei anderen Kleintieren, mit einer Plastikspritze (ohne Nadel) hinter den oberen Eckzahn spritzen. Falls das nicht geht, kann man es stattdessen in eine Kuhle des Nassfutters geben. Dann wird es normalerweise problemlos vom Tier aufgenommen. Bei größeren Tieren spritzt man das Silberwasser direkt in den Rachen. Bei Entzündungen im Maul- und Schnabelbereich kann man das kolloidale Silber mit einer Sprühflasche applizieren. Entzündungen im Bereich der Pfoten werden mit satt getränkten Tupfern behandelt.

Wie beim Menschen, so kann man sich auch für Tiere an der Faustregel „zwei Milliliter kolloidales Silber zu 25 ppm pro Kilogramm Körpergewicht“ orientieren.

Selbstverständlich ersetzt die Anwendung von kolloidalem Silber nicht den Besuch beim Tierarzt. Das gilt vor allem bei schweren Erkrankungen. Tritt nach einigen Tagen der Behandlung mit kolloidalem Silber keine Besserung ein, sollten Sie auf jeden Fall einen Tierarzt zurate ziehen.

Schließlich noch eine Bitte: Bevor man sich ein Haustier anschafft, sollte man sich reiflich überlegt haben, ob man alle Voraussetzungen für eine artgerechte Haltung erfüllt. Achten Sie auch auf eine gute Futterqualität, die der natürlichen Tiernahrung nahe kommt, nicht ausschließlich Trocken- oder Dosenfutter füttern. Es gibt umfangreiche Literatur über artgerechte Tierhaltung und auch Ihr Tierarzt wird Ihnen gerne Auskunft geben.

Wird das Tier krank, sollte man den Gang zum Tierarzt nicht hinauszögern, auch wenn es möglicherweise mit Stress für das Tier oder mit Kosten verbunden ist. In vielen Fällen kann kolloidales Silber die Behandlung unterstützen.

Zur einfacheren Orientierung werden folgende Symbole verwendet:

🖹 = allgemeine Information zum Krankheitsbild
🌢 = Dosierungsvorschläge
👓 = zusätzlicher Behandlungstipp
☺ = Erfahrungsberichte
→ = siehe
☝ = Achtung, Arztbesuch unbedingt erforderlich!
✍ = meldepflichtige Krankheit
✆ = Selbsthilfegruppe oder andere Kontaktstelle für Betroffene

Anwendungsmöglichkeiten

Aquarienhaltung

Im Jahr 2003 wurde für kolloidales Silber ein US-Patent als Heilmittel für diverse Hautkrankheiten bei Aquarienfischen erteilt.

Jeden zweiten Tag 5 ml kolloidales Silber zu 25 ppm auf 10 Liter Aquarienwasser geben. Bei längerer Anwendung wöchentlich die Hälfte des Aquarienwassers austauschen.

Atemwegserkrankungen

Viren, Bakterien und Pilze, aber auch andere Ursachen, können bei Tieren Infektionen der Atemwege verursachen, die sich als Schnupfen, Erkältung oder Grippe äußern. Wie beim Menschen treten Atemwegserkrankungen auch bei Tieren vorwiegend in der kalten Jahreszeit auf.

Bei bakteriellen, viralen oder pilzlichen Erregern kann eine Behandlung mit 25 ppm kolloidalem Silber helfen. Morgens, mittags und abends jeweils 2 ml pro Kilogramm Körpergewicht verabreichen, danach bis zur Symptombesserung einmal täglich.

Sind Nase und Augen betroffen, kann man das Silberwasser auch als Nasen- und Augentropfen verwenden.

Aspergillose (Schimmelpilzvergiftung)

Eine Schimmelpilzvergiftung ist nicht immer eindeutig zu diagnostizieren und kann unterschiedliche Organe befallen. Vor allem ein schwaches Immunsystem, Stress, Mangelernährung, schwülwarmes Wetter oder von Schimmelpilz befallene Räume tragen zur Infektion bei. Im Akutfall können Atemnot, Niesen und Verdauungsprobleme auftreten. Befallene Tiere (zum Beispiel Vögel) können innerhalb weniger Tage sterben.

Eine chronische Aspergillose kann sich durch Kurzatmigkeit nach Anstrengung, verminderte Leistungsfähigkeit, Stimmverlust und Heiserkeit, Erbrechen und Verdauungsstörungen sowie durch vermehrten Durst bemerkbar machen.

Vor allem bei schwülwarmem Wetter vorbeugend etwas kolloidales Silber zu 25 ppm verabreichen.

Auf sauberes Futter und Hygiene achten und gegebenenfalls vom Tierarzt ein Pilzmittel verordnen lassen.

Bindehautentzündung

Wie beim Menschen kann eine Bindehautentzündung auch bei Tieren verschiedene Ursachen haben. Symptome sind unter anderem Augenrötung, Schwellung, Tränen und Eiter.

Mögliche Ursachen (Tabakrauch, Zugluft, Fremdkörper usw.) beseitigen bzw. vermeiden und je nach Größe des Tieres mehrmals täglich ein bis zwei Tropfen kolloidales Silber zu 25 ppm in die Augen träufeln.

Bei Augenentzündungen sowohl beim Menschen als auch beim Hund wirkt Silberwasser (5 ml zu 20 ppm) sehr gut.

Bei einem Hund, den ich ab und an hüte, half das Silberwasser mit 5 ppm zur Auswaschung seines entzündeten Auges ganz prächtig.

Bei Augenentzündungen meiner Katze verwende ich 5 ml zu 20–25 ppm am Tag.

Bisswunde → Wunde

Blasenentzündung (Zystitis)

Vor allem bei vorgeschädigter Harnblase (Kälte, Harngrieß usw.) können eigentlich harmlose Bakterien eine Blasenentzündung bei Tieren verursachen. Erkennbare Symptome sind häufiges Absetzen von wenig, manchmal blutigem oder trübem Urin, Schmerzen und eventuell Unsauberkeit (Verlust der Stubenreinheit).

Drei Tage lang morgens, mittags und abends 2 ml kolloidales Silber zu 25 ppm pro Kilogramm Körpergewicht verabreichen, danach bis zur Symptombesserung einmal täglich.

Gegebenenfalls sind Harn säuernde Medikamente angebracht, um dem Harngrieß vorzubeugen.

Falls Katzen bei einer Blasenentzündung die Katzentoilette vermeiden, liegt das daran, dass sie sie mit dem Schmerz in Verbindung bringen. Haben Sie dafür dann bitte Verständnis.

Meine Katze leidet an einer chronischen Blasenentzündung, die ich in drei Tagen mit 3-mal täglich einem Teelöffel kolloidalem Silber zu 25 ppm zum Stillstand gebracht habe. Allerdings kamen die Beschwerden innerhalb kurzer Zeit wieder, wenn ich nur 2-mal 1 Teelöffel gab. Insgesamt hat sie drei

Monate lang die Dosis 3-mal 1 Teelöffel bekommen. Nach dem Absetzen war sie einen Monat lang beschwerdefrei, dann traten die Symptome erneut auf. Ich denke, sie wird auf Dauer einmal täglich einen Teelöffel einnehmen müssen, die Zeit wird es zeigen.

Borreliose

Tiere wie auch Menschen können von Zecken mit Borreliose angesteckt werden. Auch bei Tieren ist die Diagnose wegen der vielfältigen Symptome (z. B. Mattigkeit, Appetitlosigkeit und fiebrige Gelenkentzündungen) schwer zu treffen. Am sichersten sind Laboruntersuchungen.

Neben der klassischen Antibiotikatherapie kann man zusätzlich vier Wochen lang zweimal täglich bis zu 2 ml kolloidales Silber zu 25 ppm pro Kilogramm Körpergewicht verabreichen, danach bis zur Symptombesserung 1 ml.

Candidose → Hefepilzbefall

Candidiasis → Hefepilzbefall

Dämpfigkeit (Lungenemphysem)

Die Chronifizierung einer Atemwegserkrankung (Bronchitis mit Husten) kann bei Pferden zu sogenannter Dämpfigkeit führen. Schon geringe Anstrengungen verursachen dann Atembeschwerden und mitunter Husten. Zwischen Bauchmuskel und Rippenbogen bildet sich als sichtbares Zeichen eine Dampfrinne.

Husten frühzeitig behandeln. Drei Tage lang morgens, mittags und abends bis zu 2 ml kolloidales Silber zu 25 ppm pro Kilogramm Körpergewicht verabreichen, dann bis zur Symptombesserung zweimal täglich.

Druse (Coryza contagiosa, Adenitis equorum)

Diese hoch ansteckende Streptokokkeninfektion von Pferden führt zu Nasenfluss, hohem Fieber und Husten. Außerdem vereitern einige Kopflymphknoten. Die Infektion kann auch auf den Luftsack und die Lungen übergreifen und zu einer Luftsackvereiterung oder Lungenentzündung führen. Aber auch andere Organe können betroffen sein und die Krankheit kann tödlich enden.

Drei Tage lang morgens, mittags und abends bis zu 2 ml kolloidales Silber zu 25 ppm pro Kilogramm Körpergewicht verabreichen, dann bis zur Symptombesserung zweimal täglich.

Durchfall (Diarrhoe)

Durchfall ist ein Symptom und kann verschiedene Ursachen (Infektionen, Organschäden, Vergiftungen) haben. Daher ist es wichtig, die zugrunde liegende Krankheit vom Tierarzt abklären zu lassen.

Oft ist Durchfall Folge einer bakteriellen, pilzlichen oder viralen Infektion. Deshalb kann die Gabe von kolloidalem Silber helfen. Drei Tage lang morgens, mittags und abends jeweils 2 ml kolloidales Silber zu 25 ppm pro Kilogramm Körpergewicht verabreichen, anschießend bis zur Symptombesserung einmal täglich.

Besonders wichtig ist es auch, den Wasser- und Elektrolytverlust bei schwerem und anhaltendem Durchfall auszugleichen.

Escherichia-coli-Befall

Bei vielen Tieren gehören E.-coli-Bakterien zur natürlichen Darmflora und führen nur bei geschwächten Individuen oder unter unhygienischen Bedingungen zu Krankheiten. Bei manchen Tieren, wie Papageien und Sittichen, kommen sie natürlicherweise gar nicht vor.

Bei einer Infektion kommt es zu Schlappheit, Appetitlosigkeit, Abmagerung und → Durchfall.

Da viele E.-coli-Stämme mittlerweile resistent gegen Antibiotika sind, stellt kolloidales Silber eine gute Alternative dar. Drei Tage lang morgens, mittags und abends jeweils 2 ml kolloidales Silber zu 25 ppm pro Kilogramm Körpergewicht verabreichen, anschießend bis zur Symptombesserung einmal täglich.

Achten Sie sorgfältig auf Hygiene und desinfizieren Sie regelmäßig Futternäpfe und Gegenstände.

Ich (selbst als Tierarzt tätig) habe bei sechs Fohlen eine Diarrhoe (E.-coli-Bakterien) erfolgreich drei bis vier Tage lang mit kolloidalem Silber behandelt.

Bei den ersten Anzeichen von Kälberdurchfall verwende ich in der Mutterkuhhaltung dreimal täglich je nach Körpergewicht 5 bis 15 ml kolloidales

Silber zu 25 ppm. Bei starkem Infektionsdruck im Stall verwende ich schon vorbeugend bei Kälbern zweimal täglich 5 bis 15 ml kolloidales Silber zu 25 ppm. Bei rechtzeitigem Einsatz erziele ich damit gute Effekte.

☺ Da wir einen Gärtnerhof haben, also sowohl Pflanzen als auch Tiere, konnte ich kolloidales Silber auf verschiedenen Gebieten einsetzen, z. B. bei Hühnern, die leicht Verdauungsbeschwerden bzw. Durchfall durch Coli-Bakterien bekommen. Vorbeugend regelmäßig ins Trinkwasser gegeben, ist es sehr effektiv.

Euterentzündung (Mastitis)

Nicht zuletzt die enorme Hochzüchtung von Kühen zu reinen Milchlieferanten hat dazu geführt, dass zunehmend mehr Milchkühe immer öfter an einer Euterentzündung leiden. Immerhin entwickeln 20 % während der Laktation eine akute Mastitis und sogar 25 % haben an mindestens einer Zitze eine chronische Mastitis.

Die Zitzen schwellen schmerzhaft rot an. Die Milch enthält große Mengen von Erregern, körpereigenen Abwehrzellen und Eiter. Auslöser ist oft das Bakterium Staphylococcus aureus, das über eine Verletzung der Zitze, über das Blut oder über den Strichkanal in die Milchdrüse gelangen kann. Aber auch Mykoplasmen, Pilze und Algen können eine Euterentzündung verursachen.

- Nach dem Melken 4–5 ml kolloidales Silber zu 25 ppm in die betroffenen Zitzen spritzen (ohne Nadel).

- Vorbeugend die Zitzen vor dem Melken mit kolloidalem Silber zu 25 ppm reinigen.

- Bei Mastitis zur Immunstärkung der Kuh drei Tage lang morgens und abends 200 ml kolloidales Silber zu 50 ppm einflößen.

☺ Wir haben Mutterkuhhaltung. Bei Euterentzündungen verwende ich 25 ppm, und zwar dreimal täglich 20 ml.

Faulbrut

Bei dieser von Imkern gefürchteten Krankheit muss man zwischen der eher harmlosen Europäischen oder Gutartigen Faulbrut oder Sauerbrut und der ernsthafteren Amerikanischen oder Bösartigen Faulbrut unterscheiden. Erstere wird durch Melissocossus plutonius und Bacillus alvei, Letztere durch

Paenibacillus larvae ausgelöst. Beide Krankheiten sind, anders als ihr Name es vermuten lässt, international verbreitet. Bei der Europäischen Faulbrut werden die jüngeren Larven (Rundmaden) getötet, die Amerikanische Faulbrut befällt die älteren Streckmaden, die sich völlig auflösen. Die Amerikanische Faulbrut ist anzeige- beziehungsweise meldepflichtig.

Die herkömmliche Bekämpfung der Faulbrut erfolgt mithilfe von Antibiotika. Manche Imker setzen aber auch erfolgreich kolloidales Silber ein. Die Erreger lassen sich damit in vitro (auf Kulturplatten im Labor) und in vivo (durch Besprühen des Bienenstocks) nachhaltig hemmen.

Federrupfen

Manche Vögel rupfen sich selbst die Federn aus. Das kann psychische (Langeweile, Trauer, Stress) oder physische Gründe (Hauterkrankungen, Stoffwechselstörungen usw.) haben. Es gibt aber auch Situationen, in denen sich Artgenossen gegenseitig Federn ausrupfen (Brutzeit, Neuzugänge, zu enge Käfige usw.).

Wunden regelmäßig mit 25 ppm kolloidalem Silber betupfen, besprühen oder auswaschen und die Ursache nach Möglichkeit beseitigen.

Französische Mauser → Rennerkrankheit

Geflügelpest → Vogelgrippe

Geschwür

Haut- oder Schleimhautgeschwüre bei Tieren können vielfältige Ursachen haben.

Betroffene Stelle dreimal täglich mit 25 ppm kolloidalem Silber abtupfen oder besprühen. Gegebenenfalls einen Verband mit satt getränktem Tupfer anlegen.

Bei einem Kaninchen wurde ein Geschwür im Ohr entdeckt. Man träufelte Silberwasser ein. Das Geschwür sah nach drei Tagen völlig vertrocknet aus und verschwand so schnell, wie es aufgetaucht war.

Hautpilz

Tiere können von verschiedenen Hautpilzen befallen werden. Davon können ebenso Haare, Nägel und Krallen betroffen sein. Bei Katzen und Hunden spielt der Pilz Microsporum canis eine wichtige Rolle. Er verursacht die sogenannte Mikrosporie, die auch den Menschen befallen kann.

Vorwiegend durch Stress und Abwehrschwäche kann dem Ausbruch von Hautpilzerkrankungen Vorschub geleistet werden. Eine Mikrosporie kann sich durch Juckreiz äußern und die Haare an den betroffenen Hautstellen können ausfallen.

Betroffene Hautareale dreimal täglich mit 25 ppm kolloidalem Silber besprühen oder einreiben. Gegenstände wie Kämme, Näpfe und das Tierlager mit Silberwasser desinfizieren (siehe Kapitel *Kolloidales Silber in Küche, Bad und WC*).

Innerlich drei Tage lang morgens und abends 2 ml kolloidales Silber zu 25 ppm pro Kilogramm Körpergewicht verabreichen, dann bis zur Symptombesserung 1 ml.

Ein Verwender von kolloidalem Silber teilte mit, dass ein Taubenzüchter seine Brieftauben mit Silberwasser von Pilzbefall befreien konnte.

Kolloidales Silber zu 100 ppm hat dem Hasen an den kahlen Stellen wieder Fell wachsen lassen.

Hefepilzbefall

Begünstigt durch ein schwaches Immunsystem kann der Verdauungstrakt von Tieren von dem Hefepilz Candida albicans befallen werden. Er macht sich unter anderem durch weißen Belag der Mund- oder Schnabelhöhle bemerkbar, durch Abgeschlagenheit, Appetitlosigkeit, Schluckbeschwerden, Abmagerung und → Durchfall.

Drei Tage lang morgens, mittags und abends jeweils 2 ml kolloidales Silber zu 25 ppm pro Kilogramm Körpergewicht verabreichen, dann bis zur Symptombesserung einmal täglich.

Zusätzlich gegebenenfalls ein Pilzmittel verabreichen.

Hufrehe

Diese durch Durchblutungsstörungen verursachte schmerzhafte Entzündung der Huflederhaut betrifft meist beide Vorderhufe. Symptome können Trippeln von einem Fuß auf den anderen, mühsame Schrittbewegungen, starkes Pulsieren der Mittelfußarterie und erhöhte Temperatur sein. Das

Pferd kann sogar den Huf verlieren. Verursacht wird die Krankheit offenbar unter anderem durch frisches Weidegras oder zu viel Getreide.

Bei Verdacht auf Hufrehe den Tierarzt hinzuziehen und Fütterung umstellen. Eine Woche lang dreimal täglich jeweils bis zu 2 ml kolloidales Silber zu 25 ppm pro Kilogramm Körpergewicht verabreichen, dann bis zur Symptombesserung einmal täglich.

Kühle Hufverbände und ein weicher Untergrund sind hilfreich bei Hufrehe.

Eines unserer Ponys hatte Hufrehe, die in Schüben auftrat, je nachdem, was das Tier wieder einmal gefressen hatte. Wir gaben ihm dann jedes Mal kolloidales Silber und es konnte bald wieder relativ beschwerdefrei laufen.

Insektenstiche / Insektenbisse

Ob Stechmücken, Flöhe, Läuse oder dergleichen, die Stiche und Bisse sind nicht nur für den Menschen unangenehm. Auch Tiere können sehr darunter leiden.

Neben der Parasitenbekämpfung die betroffene Haut mehrmals täglich mit 25 ppm kolloidalem Silber abreiben oder besprühen.

Jungtaubenkrankheit

Ganz genau kennt man die Ursache der Jungtaubenkrankheit, die sich in den letzten Jahren stark verbreitet hat, nicht. Wahrscheinlich wird sie durch verschiedene Bakterien (beispielsweise Escherichia coli), Viren und Protozoen ausgelöst und durch Stress begünstigt.

Da eine Übertragung auch über das Trinkwasser erfolgt, kann man durch Zugabe von kolloidalem Silber zwei Fliegen mit einer Klappe schlagen: Das Wasser wird desinfiziert und das Immunsystem der Tauben gestärkt.

Die Erkrankung kann sich durch verschiedene Symptome ankündigen: Appetitlosigkeit, Gewichtsabnahme, geschwollener Kropf, aufgeplustertes Gefieder, Erbrechen usw.; der Tod kann aber auch ohne Vorzeichen ganz plötzlich eintreten.

Tauben gibt man etwas kolloidales Silber ins Trinkwasser (1 Esslöffel kolloidales Silber zu 25 ppm pro Liter Trinkwasser).

Ein Verwender von kolloidalem Silber teilte mit, dass ein Taubenzüchter die Jungtaubenkrankheit erfolgreich mit kolloidalem Silber bekämpfen konnte.

Kalkbrut

Für die Infektion der Honigbienenlarven sind Sporen des Pilzes Ascosphaera apis im Futter verantwortlich. Die Streckmaden sterben nach dem Verdeckeln ab und es bleiben Kalkbrutmumien übrig. Die Infektion wird bei schwachen Bienenvölkern durch kühle und feuchte Witterung begünstigt.

Wie bei der → Faulbrut haben Imker bei der Bekämpfung von Kalkbrut gute Erfahrungen durch Besprühen des Bienenstocks mit kolloidalem Silber gemacht.

Katzen-AIDS

Diese Immunschwäche geht auf ein mutiertes Leukosevirus (→ Katzenleukose), das Feline Immunodeficiency Virus (FIV) zurück und wird nur durch blutige Verletzungen (z.B. bei Kämpfen) übertragen. Durch die Zerstörung von Immunzellen können sich opportunistische Krankheiten ausbreiten. Das verursacht unterschiedliche Symptome, meistens sind aber die Atemwege als Erstes betroffen und es zeigen sich die für Atemwegserkrankungen typischen Zeichen. Weiterhin ist häufig der Verdauungstrakt betroffen.

Neben der Symptombehandlung ist eine Immunstärkung durch dreimal wöchentlich 2 ml kolloidales Silber zu 25 ppm pro Kilogramm Körpergewicht möglich.

Im März 1996 gelang es einem mexikanischen Tierarzt, das Leben einer Katze mit Katzen-AIDS zu retten, die gesundheitlich sehr stark angeschlagen und von anderen bereits aufgegeben worden war. Er legte ihr Silberelektroden an und leitete das Silber direkt ins Blut (Barwick 2009, S. 295-296).

Katzenleukose

Durch das Feline-Leukämie-Virus stecken sich vor allem junge Katzen (Durchseuchungsgrad von etwa 20 %) sehr häufig mit Leukose an, ohne daran zu erkranken. Allerdings können sie ihrerseits trotzdem andere Tiere anstecken. Krankheitszeichen können Appetitlosigkeit, leichtes Fieber, Durchfall und Atembeschwerden sein. Die Infektion kann aber auch andere Krankheiten, wie einen → Katzenschnupfen nach sich ziehen.

Da sich eine Katzenleukose nicht immer eindeutig nachweisen lässt und nicht heilbar ist, werden im Allgemeinen eine Symptombehandlung und eine Immunstärkung durchgeführt. Letztere kann auch mit 25 ppm kolloidalem

Silber erzielt werden. Dreimal wöchentlich 2 ml pro Kilogramm Körpergewicht verabreichen.

Katzenseuche (Feline Parvovirose, Panleukopenie)

Diese Viruserkrankung führt zu einer Verringerung der weißen Blutkörperchen, was eine Immunschwäche und gesteigerte Infektionsgefahr zur Folge hat. Katzen können sich gegenseitig anstecken, aber auch über Gegenstände (Schuhe, Fressnapf oder Spielzeug usw.) infiziert werden.

Betroffene Tiere werden müde und appetitlos, es stellt sich Fieber bis zu 41° C ein. In der Anfangsphase steht Erbrechen im Vordergrund, später wässriger, blutiger → Durchfall. Dadurch besteht Austrocknungsgefahr. Eine Impfung beugt der Katzenseuche zuverlässig vor.

Vorbeugend täglich einen Teelöffel kolloidales Silber zu 25 ppm verabreichen. Auf Sauberkeit und Hygiene achten. Zur Flächendesinfektion kann ebenfalls kolloidales Silber verwendet werden (siehe Kapitel *Kolloidales Silber in Küche, Bad und WC*).

Der Tierarzt gleicht mit Infusionen den Flüssigkeits- und Elektrolytverlust aus und verabreicht gegebenenfalls weitere Medikamente. Kranke Tiere sind so sehr geschwächt, dass sie nur mithilfe intensiver menschlicher Pflege überleben können. Sie können sich nicht einmal mehr selbst sauber halten oder Nahrung aufnehmen.

Da das Parvovirus sehr widerstandsfähig ist und bis zu einem Jahr überdauern kann, ist eine gründliche Desinfektion mit einem beim Tierarzt erhältlichen Spezialmittel angeraten.

Katzenschnupfen (Rhinitis)

Katzenschnupfen ist eine Viruserkrankung der Atemwege und der Mundschleimhaut, die jedoch Bakterieninfektionen (auch Mykoplasmen) nach sich ziehen kann. Die Ansteckung erfolgt von Tier zu Tier oder über Gegenstände (Schuhe, Fressnapf oder Spielzeug usw.).

Anfangssymptome sind Niesen und Nasenausfluss, oft verbunden mit einer Bindehautentzündung. Nasen- und Augensekret sind anfangs klar, werden aber später eitrig; es folgt Atemnot. Das kranke Tier verliert den Appetit, Mattigkeit und Desinteresse können beobachtet werden. Zusätzlich entwickelt sich oft Fieber.

Bei Infektionen durch Herpesviren entzündet sich der Mund (Zahnfleisch, Gaumen und Mundschleimhaut) bläschenartig. In harmlosen Fällen heilt der Katzenschnupfen von selbst, in schweren Fällen kann es zur Lungenentzündung (Husten und rasselnder Atem) kommen. Wie beim Menschen kann ein Schnupfen auch bei Katzen chronifizieren. Durch Impfung kann man Katzenschnupfen bedingt vorbeugen.

Bis zur Symptombesserung morgens, mittags und abends jeweils 10 ml kolloidales Silber zu 25 ppm oral verabreichen.

Vorbeugend gegebenenfalls einmal täglich 10 ml zu 25 ppm geben, wenn erhöhte Ansteckungsgefahr besteht.

Auf ausreichende Flüssigkeitszufuhr achten und gegebenenfalls den Tierarzt aufsuchen. Wie bei einer → Katzenseuche ist auch beim Katzenschnupfen eine liebevolle Pflege zu Hause sehr wichtig.

Bei Katzenschnupfen mit allen dabei auftretenden Symptomen kann man kolloidales Silber sehr empfehlen. Es hilft in nur wenigen Tagen.

Kampfwunden ···> Wunde

Körpergeruch

Manchen Hundefreund stört er überhaupt nicht, andere Menschen ekeln sich vor dem starken Körpergeruch einiger Tiere. Neben einer tiergerechten Hygiene kann hier auch kolloidales Silber helfen, da es die Geruchsbakterien abtötet, aber selbst geruchlos ist. Dadurch bleibt den meistens sehr geruchsempfindlichen Tieren die Qual unserer Parfums und Duftwässer auf dem eigenen Fell erspart.

Das Tier nach der Dusche mit 25 ppm kolloidalem Silber einsprühen und es in das Fell einmassieren. Vor dem Föhnen etwas einwirken lassen. Auch Decke und Liegeplatz können mit kolloidalem Silber besprüht werden.

Kontaktallergie

Auch Tierhaut ist sehr empfindlich und kann mit Rötung und Bläschenbildung allergisch auf verschiedene Auslöser reagieren.

Mehrmals täglich die betroffenen Hautareale mit kolloidalem Silber zu 25 ppm betupfen und die Auslöser möglichst meiden.

Kratzwunde ···➝ Wunde

Leptospirose (Stuttgarter Hundeseuche, Hundetyphus)

Diese bakterielle Hundekrankheit wird, außer von kranken Hunden, auch von Nagern übertragen. Auf starkes Erbrechen folgen Durchfall und Fieber sowie Gelbsucht (gelbe Haut und braungelber Urin) und mitunter Atembeschwerden. Die Krankheit kann durch Kontakt mit leptospirenhaltigem Urin auch den Menschen befallen.

Neben einer eventuellen Infusionstherapie zum Flüssigkeitsausgleich drei Tage lang morgens, mittags und abends jeweils 2 ml kolloidales Silber zu 25 ppm pro Kilogramm Körpergewicht verabreichen, danach his zur Symptombesserung einmal täglich.

Luftsackmykose

Pferdeartige und einige andere Unpaarhufer besitzen als Erweiterung der Ohrtrompete den Luftsack. Dieser kann von Schimmelpilzen befallen werden, was ernsthafte bis tödliche Folgen (Platzen der Aorta) haben kann.

Zwar gelten Luftsackmykosen schulmedizinisch als kaum heilbar, man kann aber versuchen, der Erkrankung mit kolloidalem Silber entgegen zu treten. Zur allgemeinen Immunstärkung verabreicht man dem betroffenen Tier eine Woche lang zweimal täglich 2 ml kolloidales Silber zu 25 ppm pro Kilogramm Körpergewicht, danach bis zur Symptombesserung einmal täglich 1 ml.

Mastitis ···➝ Euterentzündung

Mauke

Unter Mauke versteht man eine Hautentzündung in der Fesselbeuge von Pferden. Offenbar sind vorgeschädigte Hautareale besonders gefährdet. Nässe, Tausalz, Urin und andere Hautirritationen begünstigen die Entzündung, zu der sich weitere Bakterieninfektionen gesellen können. Die Mauke macht sich durch wunde und stark juckende Haut sowie stinkendes Sekret bemerkbar.

Neben einer allgemeinen Verbesserung der Hygiene die betroffenen Hautareale mehrmals täglich mit kolloidalem Silber zu 25 ppm reinigen.

Mikrosporie ···> Hautpilz

Mondblindheit

Diese periodische Augenentzündung betrifft mehrere Teile des Pferdeauges und ist wahrscheinlich die Folge einer bakteriellen Infektion (Leptospirose), gegen deren Eiweiße Antikörper gebildet werden. Verbreitet wird der Erreger durch verdorbenes Futter (Mäuseurin) und sumpfiges Gelände.

Die Krankheit macht sich durch folgende Symptome bemerkbar: Tränenfluss, Lichtscheue, Pupillenverengung, gerötete Bindehaut, geschwollene, heiße Augen, Hornhauttrübung, eventuell Fieber, Teilnahmslosigkeit; und schließlich kann das Pferd sogar erblinden.

Schulmedizinisch gibt es keine zuverlässige Therapie der Mondblindheit. Morgens und abends einige Tropfen 25 ppm kolloidales Silber in die Augen träufeln. Innerlich täglich einmal 2 ml kolloidales Silber zu 25 ppm pro Kilogramm Körpergewicht verabreichen.

Mundentzündung

Verschiedene Krankheitserreger (Pilze, Viren, Bakterien) können vielfältige Entzündungen in der Mund- oder Schnabelhöhle von Tieren verursachen.

Leider ist es nicht möglich, Tiere eine Mundspülung durchführen oder sie mit kolloidalem Silber gurgeln zu lassen. Falls möglich, die betroffenen Stellen mehrmals täglich mit kolloidalem Silber zu 25 ppm betupfen.

Innerlich zweimal täglich bis zu 2 ml kolloidales Silber zu 25 ppm pro Kilogramm Körpergewicht verabreichen, danach bis zur Symptombesserung einmal täglich.

☺ Unser Hund entwickelte eine Infektion im Mund. Wir verabreichten drei Tage lang kolloidales Silber und die Infektion verschwand. Außerdem hatte er plötzlich einen angenehmen Atem.

Mundgeruch

Fäulnisbakterien können vor allem bei Hunden äußerst unangenehmen Mundgeruch verursachen. Neben einer für die Zähne wichtigen Mundhygiene (→ Zahnprobleme) ist hier kolloidales Silber angebracht.

Je nach Ausprägung des Mundgeruchs nach der Zahnpflege die Zähne mit kolloidalem Silber zu 25 ppm einreiben oder etwas kolloidales Silber ins Maul sprühen. Zusätzlich bis zu 2 ml kolloidales Silber zu 25 ppm pro Kilogramm Körpergewicht verabreichen.

Nageltritt

Damit bezeichnet man Hufverletzungen durch Fremdkörper – früher häufig durch Hufnägel. Solche Verletzungen haben oft eine Dunkelfärbung der Hufsohle zur Folge, die sogar blutunterlaufen sein kann. Das Pferd setzt den betroffenen Huf nur noch vorsichtig auf, frisst schlecht und ist teilnahmslos.

Durch in die Wunde eindringende Bakterien kann sich der gesamte Huf entzünden, er wird warm und auch die Körpertemperatur kann sich erhöhen. Ebenso können Herz- und Atemfrequenz beschleunigt sein. Bei Nichtbehandlung kann sich die Infektion weiter ausbreiten und zur Lahmheit führen.

Fremdkörper entfernen und den Eiter ableiten lassen. Die Wunde regelmäßig mit 25 ppm kolloidalem Silber reinigen und Verband mit einem satt mit Silberwasser getränkten Läppchen anlegen.

Innerlich drei Tage lang morgens, mittags und abends jeweils bis zu 2 ml kolloidales Silber zu 25 ppm pro Kilogramm Körpergewicht verabreichen, dann bis zur Symptombesserung einmal täglich.

Ohrentzündung

Pilze, Bakterien oder Viren, aber auch andere Ursachen können Entzündungen der Ohren hervorrufen, deren genauer Ursprung vom Tierarzt abgeklärt werden kann. Bitte auf keinen Fall mit Ohrstäbchen oder ähnlichen Gegenständen die Ohren von Katzen, Hunden oder anderen Tieren zu reinigen versuchen. Sie könnten den Gehörgang verletzen und würden das Ohrenschmalz nur als festen Pfropf tief in das Ohr drücken. Die Ohrmuschel allenfalls mit einem weichen Tuch abwischen.

Dreimal täglich ein wenig kolloidales Silber zu 25 ppm in den Gehörgang träufeln. Außerdem bis zur Symptombesserung einmal täglich 2 ml Silberwasser pro Kilogramm Körpergewicht verabreichen.

Papageienkrankheit (Psittakose, Ornithose)

Anders als ihr Name vermuten lässt, sind nicht nur Papageien, sondern auch Singvögel und Tauben von dieser Bakterieninfektion (Chlamydien) gefährdet. Ein Ausbruch wird durch Stress, Hygienemangel oder Krankheiten begünstigt. Die Vielfältigkeit der Symptome erschwert eine Diagnose. Zu den Anzeichen zählen: Abgeschlagenheit, Appetitlosigkeit, Atemprobleme, Durchfall, Schnupfen, gesträubtes Gefieder und Nervenerkrankungen.

Psittakose ist auch auf den Menschen übertragbar und zeigt sich durch Grippe- und Erkältungssymptome.

Auf jeden Fall den Tierarzt hinzuziehen und Psittakoseverordnung beachten. Vorbeugend einmal wöchentlich mit 25 ppm kolloidalem Silber tränken. Neuzugänge auf Psittakose untersuchen lassen.

Pferdegrippe

Auslöser ist das Influenza-A-Virus A/H3N8, das bei Pferden Apathie, Appetitlosigkeit, Nasenfluss, Augenfluss, trockenen Husten und starkes Fieber auslöst. Es können auch → Dämpfigkeit und eine Lungenentzündung folgen. Offenbar hat das Pferdegrippevirus im Jahr 2000 die Artengrenze übersprungen und auch Hunde infiziert.

Drei Tage lang morgens, mittags und abends jeweils bis zu 2 ml kolloidales Silber zu 25 ppm pro Kilogramm Körpergewicht verabreichen, anschließend bis zur Symptombesserung einmal täglich.

Das Pferd meiner Tochter hatte eine Halsentzündung. Da man Pferden das Gurgeln schlecht beibringen kann, gab man mehrmals eine größere Menge kolloidales Silber in einen Eimer mit Wasser und ließ es trinken. Dabei wurde zwar mehr als ein Liter Silberwasser verbraucht, aber die Entzündung war weg.

Psittakose → Papageienkrankheit

Rennerkrankheit (Französische Mauser, Hopserkrankheit)

Diese Viruskrankheit befällt in erster Linie Wellensittiche, aber auch andere Sittiche und Papageien. Im Akutfall sind bei Nestlingen Appetitlosigkeit, Zittern, Schwäche und Hautverfärbungen sowie Hautblutungen zu beobachten. Die jungen Tiere sterben meist.

Ältere Tiere verlieren meistens nach der Mauser Schwanz- und Schwungfedern und werden flugunfähig.

Um andere Tiere vor Ansteckung zu schützen, kranke von gesunden Vögeln trennen. Zur allgemeinen Stärkung die kranken Tiere einmal wöchentlich mit 25 ppm kolloidalem Silber tränken.

Rotz (Maleus)

Rotz ist eine Infektionskrankheit von Einhufern (Pferde, Ponys, Esel usw.), bei der sich Hautgeschwüre (Hautrotz), Geschwüre an den Schleimhäuten (z. B. Nasenrotz) oder an Organen (z. B. Lungenrotz) bilden.

Möglichst die betroffenen Stellen mehrmals täglich mit 25 ppm kolloidalem Silber einsprühen oder -reiben. Innerlich drei Tage lang morgens und abends jeweils bis zu 2 ml kolloidales Silber zu 25 ppm pro Kilogramm Körpergewicht verabreichen, anschließend bis zur Symptombesserung bis zu 1 ml.

Schürfwunden → Wunde

Sommerekzem

Diese Hautkrankheit – vorwiegend bei Island-Pferden – ist teilweise erblich bedingt. Ausgelöst wird sie durch Stiche der Kriebelmücke, die starken Juckreiz auslösen. Durch das permanente Scheuern der unruhigen Tiere bilden sich kahle Stellen, die oft vereitern.

Durch geeignete Maßnahmen das Pferd vor Insekten schützen und die betroffenen Hautareale mehrmals täglich mit 25 ppm kolloidalem Silber abwaschen.

Zusätzlich drei Tage lang morgens und abends bis zu 2 ml kolloidales Silber zu 25 ppm pro Kilogramm Körpergewicht verabreichen, danach bis zur Symptombesserung einmal täglich bis zu 1 ml.

Staupe

Diese sehr ansteckende Viruserkrankung befällt Hunde und einige Wildtiere (z. B. Frettchen, Wiesel, Dachse und Marder). Eine Infektion macht sich nach einigen Tagen durch hohes Fieber, Apathie und Appetitlosigkeit bemerkbar. Anschließend können die Atemwege (Nasenfluss, Augenfluss, Bindehautentzündung und Entzündung der Atemwege) betroffen sein, was sich unter anderem durch trockenen und dann feuchten rasselnden Husten bemerkbar macht. Auch der Verdauungstrakt (Durchfall, Erbrechen, Flüssigkeitsverlust, Abmagern), das Nervensystem (Lähmung, Erblindung usw.) sowie Haut und Zähne (Hautausschlag, Zahndefekte bei Welpen) können betroffen sein. Die Ansteckung erfolgt über Sekrete.

Neben einer Symptombehandlung und dem Flüssigkeitsausgleich ist eine intensive Pflege erkrankter Tiere nötig. Drei Tage lang morgens, mittags und abends jeweils 2 ml kolloidales Silber zu 25 ppm pro Kilogramm Körpergewicht verabreichen. Danach bis zur Symptombesserung einmal täglich. Das kolloidale Silber kann dabei auch bakteriellen Zusatzinfektionen vorbeugen, an denen viele an Staupe erkrankte Tiere sterben.

Verklebte Nasenlöcher und Augen mit einem mit 25 ppm kolloidalem Silber getränkten Wattebausch reinigen.

Gegenstände wie Futternapf usw. mit kolloidalem Silber desinfizieren.

Strahlfäule

Wichtigste Ursache dieser Huferkrankung ist eine mangelhafte Pflege. Die für die Strahlfäule verantwortlichen Darmbakterien bilden Fäulnistaschen und können den gesamten Strahl und das Horn des Hufes angreifen. Es löst sich in Fetzen ab. Bei Strahlfäule bildet sich eine äußerst übel riechende, schwarze schmierige Substanz.

Huf regelmäßig auskratzen und ausschneiden lassen sowie auf sorgfältige Stallhygiene achten. Gereinigten Strahl mit 50 ppm kolloidalem Silber auswaschen und satt mit Silberwasser getränkte Lappen (Mullbinde oder Tamponade) in den Huf drücken. Den Verband mindestens einmal täglich wechseln.

Stuttgarter Hundeseuche → Leptospirose

Vogelgrippe

Durch eine Infektion mit dem sehr aggressiven Virus H5N1 ist vor allem Geflügel gefährdet. Für Singvögel besteht wahrscheinlich kaum Gefahr. Anzeichen einer Vogelgrippe sind Mattigkeit, Appetitlosigkeit, Erbrechen, → Durchfall und Aufplustern.

Vorbeugend kann man in gefährdeten Gebieten dreimal wöchentlich mit kolloidalem Silber zu 25 ppm tränken. Auch Hauskatzen (Freigänger) sind gefährdet. Deshalb kann man auch Ihnen zur allgemeinen Kräftigung regelmäßig kolloidales Silber verabreichen, nämlich einmal täglich 2 ml kolloidales Silber zu 25 ppm pro Kilogramm Körpergewicht.

Erkundigen Sie sich bei den Behörden nach den jeweils geltenden Bestimmungen (Aufstallungspflicht usw.). Versehen Sie Außenvolieren mit einem Dach.

Ich gebe unserem Kater regelmäßig kolloidales Silber. Da er seine Freiheit über alles schätzt, mache ich das eher prophylaktisch wegen der Vogelgrippe.

Vogelschnupfen

Die Anzeichen eines Schnupfens bei Vögeln ähneln denen bei anderen Tieren, nämlich Schnupfen, Atemprobleme, Niesen und Tränen. Hinzu kommen typische Symptome wie geschwollene Lidhaut, Aufplustern, verklebte Federn an der Nase, Kopfreiben an Gegenständen.

Kranke Tiere vorübergehend isolieren und warm halten. Nase und Augen gegebenenfalls mit 25 ppm kolloidalem Silber säubern. Drei Tage lang mit 25 ppm kolloidalem Silber tränken.

Käfig, Futter- und Trinknapf gründlich mit kolloidalem Silber zu 25 ppm desinfizieren.

Vorbeugung

Zur allgemeinen Stärkung des unspezifischen Immunsystems (Paramunisierung) geben viele Tierhalter vor allem in entsprechenden Situationen (kalte Jahreszeit, erhöhte Infektionsgefahr) kurmäßig auch vorbeugend kolloidales Silber.

Je nach Bedarf ein bis vier Wochen lang täglich einmal 2 ml kolloidales Silber zu 25 ppm pro Körpergewicht verabreichen.

Bei Vögeln verwende ich zur Gesundheitsprophylaxe 25 ppm kolloidales Silber, und zwar einige Tropfen ins Trinkwasser.

Vorhautkatarrh

Bei Rüden kann sich die Vorhaut leicht bakteriell entzünden. Der entzündete Penis rötet sich und es kann blutig-eitriger Ausfluss austreten. Diese Erkrankung tritt bei bis zu 80 % der Rüden auf und ist relativ harmlos. Beim

Decken können die Erreger aber auch die Gebärmutter der Hündin infizieren und eine Vereiterung verursachen.

Um einer stärkeren Entzündung vorzubeugen, kann man die entzündete Vorhaut einmal täglich mit 25 ppm kolloidalem Silber spülen, indem man das Silberwasser vorsichtig mit einer Einmalspritze (ohne Nadel) unter die Vorhaut spritzt. Liegt keine Entzündung vor, kann man das Prozedere einmal monatlich vorbeugend durchführen.

Wunde

Tiere können die verschiedensten Wunden haben. Das reicht von Schürf- über Biss- und Kratzwunden bis hin zum verlorenen Horn einer Kuh durch Rangkämpfe. In allen Fällen ist kolloidales Silber nützlich.

Wunde mit 25 ppm kolloidalem Silber reinigen und mehrmals täglich auswaschen oder morgens und abends frischen Verband mit satt getränktem Wattebausch oder Stoff anlegen. Bei größeren Wunden zusätzlich innerlich drei Tage lang morgens und abends bis zu 2 ml kolloidales Silber zu 25 ppm pro Kilogramm Körpergewicht verabreichen.

☺ Unser English Setter war mit unzähligen Bissen fürchterlich von Rottweilern zugerichtet worden. Eine Wunde musste mit 80 Stichen genäht werden. Das Tier entwickelte ein Gangrän und der Tierarzt hatte bereits die Hoffnung aufgegeben, den Hund retten zu können. Deshalb beträufelte ich die Wunden mit kolloidalem Silber und gab ihm täglich ein paar Teelöffel davon zu trinken. Das Tier erholte sich in kürzester Zeit.

☺ Für Wunden (tiefere Hautschichten) bei meiner Katze verwende ich 25 ppm, indem ich es in die Wunde träufle. Aufgrund der desinfizierenden Wirkung heilen oberflächliche und tiefe Wunden gleichermaßen problemlos aus.

Zahnprobleme

Zahnprobleme bei Tieren sind keine Seltenheit und wie beim Menschen können sich Zahnfleisch und Mundschleimhaut (→ Mundendzündung) entzünden. Auch Zahnstein kann ernsthafte Beschwerden verursachen. Lassen Sie die Zähne ihres Haustieres deshalb zweimal jährlich vom Tierarzt untersuchen und regelmäßig den Zahnstein entfernen.

Bei Zahnfleisch- oder Mundschleimhautentzündungen mehrmals täglich ein paar Tropfen kolloidales Silber zu 25 ppm auf die betroffene Stelle geben.

Zusätzlich drei Tage lang morgens und abends jeweils 2 ml kolloidales Silber zu 25 ppm pro Kilogramm Körpergewicht verabreichen.

Für Katzen und Hunde gibt es spezielle Zahncremes, mit denen man ihnen mehrmals in der Woche die Zähne putzen sollte. Je früher Sie das Tier daran gewöhnen, umso williger macht es mit. Eine artgerechte Fütterung hilft übrigens dabei, zum Beispiel bei Hasen und Kaninchen, für den erforderlichen Abrieb der Zahnspitzen zu sorgen.

Zeckenbiss

Auch auf Tiere können Zecken schwer wiegende Erkrankungen wie → Borreliose übertragen. Vor allem bei freilaufenden Hunden und Katzen, aber auch bei Vögeln in Außenvolieren sollten Sie den Körper regelmäßig auf Zeckenbefall untersuchen und diese fachgerecht mit einer Zeckenzange entfernen.

Bissstelle mit 25 ppm kolloidalem Silber desinfizieren und vorsorglich drei Tage lang 2 ml kolloidales Silber zu 25 ppm pro Kilogramm Körpergewicht verabreichen.

Zwingerhusten

Vor allem Stress (bei Ausstellungen, in Tierheimen, Tierkliniken usw.) fördert diese durch unterschiedliche Erreger (Viren, Bakterien usw.) ausgelöste Erkältungskrankheit von Hunden, die durch Tröpfcheninfektion verbreitet wird. Neben Husten können sich die Augen, Nase und Lungen entzünden und es kann Fieber auftreten.

Drei Tage lang morgens und abends jeweils bis zu 2 ml kolloidales Silber zu 25 ppm pro Kilogramm Körpergewicht verabreichen. Gegebenenfalls verklebte Augen und Nasenlöcher mit einem mit 25 ppm kolloidalem Silber getränkten Wattebausch reinigen.

Sorgen Sie für ausreichende Luftfeuchtigkeit in Räumen.

Wir setzen das Silber bei unseren Hunden ein. Diese hatten vor etwa einem Jahr Zwingerhusten. Bei den beiden jüngeren hatte sich der Husten bereits ziemlich festgesetzt, weil die Hunde noch nicht alle für eine gute Abwehr notwendigen Impfungen erhalten hatten. Seitdem reagieren sie ständig mit heißer Nase und „Schlappsein“ auf alle Infekte. Nach einmaliger Gabe von etwa 10 ml kolloidalem Silber zu 25–50 ppm wird die Nase nach kurzer Zeit schon kühler und feuchter. Nach zwei Tagen je einmal morgens und abends gegeben, verschwinden die Anzeichen und die Hunde verhalten sich wieder normal. Wir geben das Silberwasser dann noch ein bis zwei Tage lang weiter.

☺ In unserer Nachbarschaft waren die Hunde krank. Die Besitzer gingen zum Tierarzt, der Hundegrippe diagnostizierte, und zwar bei allen drei Tieren. Kurz darauf war auch unser Hund krank. Wir gaben ihm kolloidales Silber und er war recht schnell wieder fit, wie immer. Die anderen Hunde litten noch lange Zeit, trotz der Medikamente und liebevoller Pflege.

Kolloidales Silber bei Pflanzen

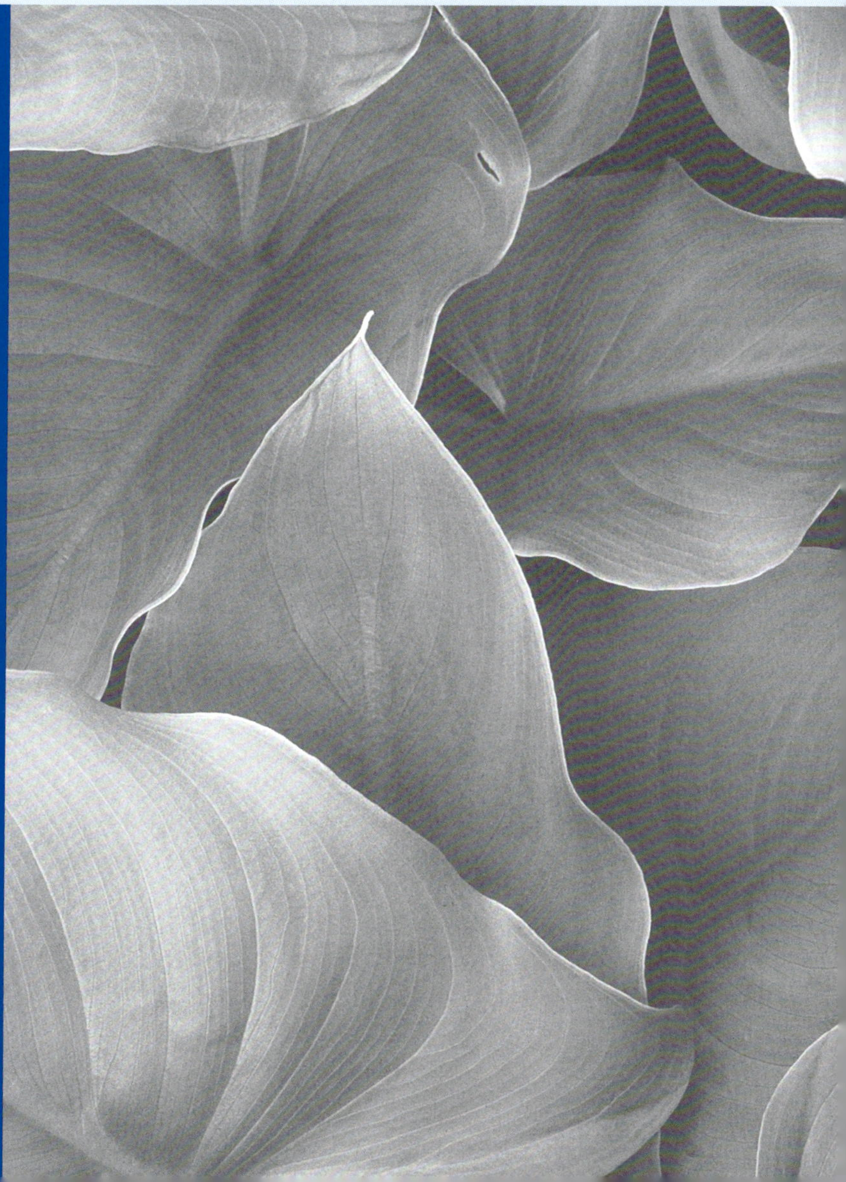

Einleitung

Wohl dem, der einen grünen Daumen hat. Sie oder er können sich über üppige Pflanzenpracht freuen und sind der Bewunderung ihrer Mitmenschen sicher. Aber auch wer ihn nicht hat, kann sich mit Geduld und Geschick an gut gedeihenden und gesunden Blumen und Pflanzen erfreuen. Dafür ist es wichtig, einige Grundsätze zu beherzigen.

Im Garten, aber auch bei Zimmerpflanzen, entscheidet nicht zuletzt die Standortwahl über Gedeih und Verderb. Bodenbeschaffenheit, Lichtverhältnisse und Temperatur müssen auf die Bedürfnisse der jeweiligen Pflanzen abgestimmt sein und auch beim Gießen kommt es auf die rechte Menge an. Manche Pflanzen müssen viel und oft, andere wenig und selten gegossen werden. Und nicht nur Menschen mögen sich nicht immer leiden, auch Pflanzen vertragen sich manchmal nicht miteinander. Da kann die falsche Kombination zu einem traurigen Resultat führen.

Nicht zuletzt will rechtes Düngen gelernt sein: Achten Sie auf den richtigen Dünger in der richtigen Menge zur rechten Zeit. Bei Topfpflanzen sollten die Regeln fürs Umtopfen beherzigt werden und im Garten kommt der Bodenpflege eine große Bedeutung zu.

Kranke Pflanzen und Pflanzenteile müssen entfernt werden, und auch einen kräftigen Rück- bzw. Pflegeschnitt sollte man nicht scheuen. Wie bei Mensch und Tier sind geschwächte Pflanzen besonders anfällig für manche Krankheiten, z. B. Bakterieninfektionen oder Pilzbefall. Achten Sie deshalb auf ausreichend Licht, nicht zu enge Bepflanzung, eine gute Luftzirkulation, richtige Düngung und vermeiden Sie stauende Nässe. Stärken Sie die Abwehrkräfte der Pflanzen, auch mit kolloidalem Silber.

In diesem Buch ist nicht der Platz, um ins Detail zu gehen. Wertvolle Tipps für die richtige Pflege von Garten- und Zimmerpflanzen entnehmen Sie bitte der einschlägigen Fachliteratur. Nachfolgend finden Sie aber praktische Hinweise dazu, wie Sie mit kolloidalem Silber Ihren grünen Daumen unterstützen können, denn auch bei Pflanzen kann kolloidales Silber gegen Krankheitserreger eingesetzt werden. Auch wenn Erfolge bei Schädlingen wie Weiße Fliege oder Rote Spinne gemeldet werden, liegt das größte Potenzial von kolloidalem Silber in der Bekämpfung von Bakterien, Viren und Pilzen. Gegen Schädlinge haben sich vielfach Nützlinge und biologische Abwehrmaßnahmen bewährt (Bakterien, Viren oder Pheromone, also Duftfallen).

Man kann kolloidales Silber zum Besprühen der Blätter und Stängel verwenden – Blüten möglichst nicht besprühen – und ins Gießwasser geben. Als Standarddosierung verwendet man zum Besprühen eine Konzentration von 50 ppm pur und gibt 200 ml kolloidales Silber in dieser Konzentration in zehn Liter Gießwasser.

Wie bei den Anwendungsbeispielen für Tier und Mensch, so handelt es sich bei den folgenden Hinweisen um Erfahrungen und Anregungen von Anwendern, die einen Versuch wert sind, bevor die chemische Keule gezückt wird – wenn auch nicht für einen Erfolg garantiert werden kann. Sprühen Sie Pflanzen aber möglichst erst in der Dämmerung mit kolloidalem Silber ein, denn es ist bei Licht weniger beständig.

Vorteilhaft an kolloidalem Silber ist unter anderem, dass man Obst und Gemüse nach dem Spritzen sofort verzehren kann. Nachteilig ist allenfalls, dass man größere Anlagen nicht vollflächig damit behandeln kann. Dafür wäre zu viel kolloidales Silber notwendig. Trotzdem werden neben Zimmer- und Ziergartenpflanzen auch einige Krankheiten von Bäumen behandelt.

Zur einfacheren Orientierung werden folgende Symbole verwendet:

🗎 = allgemeine Information zum Krankheitsbild
🌢 = Dosierungsvorschläge
👓 = zusätzlicher Behandlungstipp
☺ = Erfahrungsberichte
→ = siehe
☝ = Achtung, Arztbesuch unbedingt erforderlich!
✍ = meldepflichtige Krankheit
✆ = Selbsthilfegruppe oder andere Kontaktstelle für Betroffene

Anwendungsmöglichkeiten

Anthraknose (Ringfleckenkrankheit)

Wenn Rosenblätter auf beiden Seiten fleckig werden, kann eine Anthraknose vorliegen. Auf dem Blatt bilden sich runde rötliche Flecken, die später innen weiß und sogar löchrig werden können. Auf der Blattunterseite sind die Flecken rötlich-braun. Teilweise sind auch die Blattstiele davon betroffen. Begünstigt wird der Pilzbefall durch Feuchtigkeit.

Befallene Blätter und Laub gewissenhaft entfernen und die Rosen mit 50 ppm kolloidalem Silber besprühen. Einmal pro Woche kolloidales Silber ins Gießwasser geben.

Apfelschorf

Apfelschorf ist die gravierendste Krankheit im Apfelanbau. Der Schorfpilz Venturia inaequalis wird im Frühjahr durch aufgewirbelte Wintersporen vom Herbstlaub auf die jungen Blätter übertragen. Hier vermehrt er sich und breitet sich auf andere Blätter und Früchte sowie andere noch nicht verkorkte oberirdische Pflanzenteile aus. Es bilden sich typische, bis zu einem Quadratzentimeter große matt-olivgrüne bis braune oder gar schwarze Schorfflecken.

Begünstigt wird die Infektion durch lang anhaltende Feuchtigkeit und Temperaturen über 5° C. Besonders anfällig sind die jungen Blätter. Deshalb sollte man das Herbstlaub gründlich entfernen, um neuem Pilzbefall im Frühjahr vorzubeugen.

Leichter Schorfbefall ist weder gesundheitsschädlich noch wird der Geschmack des Obstes dadurch beeinträchtigt.

Vorbeugend Obst und Blätter einmal pro Woche mit 50 ppm kolloidalem Silber besprühen.

Bakterielle Schrotschusskrankheit beim Kirschlorbeer

Neben der durch Pilze verursachten → Schrotschusskrankheit kann auch das Bakterium Pseudomonas syringae ähnliche Symptome beim Kirschlorbeer und verwandten Pflanzen hervorrufen. Es bilden sich rotbraune, hellgrün geränderte Punkte und später Löcher in den Blättern. Begünstigend wirkt sich feuchtwarmes Wetter aus.

Befallene Blätter entfernen und die Pflanze einmal wöchentlich mit 50 ppm kolloidalem Silber besprühen. Zusätzlich einmal monatlich kolloidales Silber ins Gießwasser geben.

Bakterieninfektionen von Zimmer- und Balkonpflanzen

Zimmer- und Balkonpflanzen können verschiedene bakterielle Krankheiten haben. Deshalb ist grundsätzlich eine allgemeine → Kräftigung mit kolloidalem Silber sinnvoll. Bakterien verursachen unter anderem die Ölfleckenkrankheit beim Efeu und bei Begonien, was sich in öligen Flecken zeigt und die Blätter welken lässt, Bakterienkrebs beim Oleander usw. (→ Baumkrebs) sowie Welke und Stängelfäule bei Pelargonien, Weichfäule an Knollen und Zwiebeln, Bakterienkrebs oder Wurzelkropf an Rosen und Pelargonien.

Befallene Pflanzenteile gegebenenfalls entfernen und die Pflanze einmal wöchentlich mit 50 ppm kolloidalem Silber besprühen. Zusätzlich einmal monatlich kolloidales Silber ins Gießwasser geben.

Bakterienbrand

Die auslösenden Bakterien befallen Steinobstbäume über Frostrisse und lassen im Folgesommer Blüten, Triebe und Äste welken. Im Sommer werden Blätter von Laubgehölzen befallen und im Herbst deren Zellkerne besiedelt. Es können Löcher mit hellgrünen Rändern in den Blättern entstehen, die an die → Schrotschusskrankheit erinnern. Die Bakterien verursachen eine Erhöhung des Wassergehalts in den Zellkernen, die dadurch frostempfindlicher werden. Mit Kupfer-Kalk lassen sich Stämme und Äste im Herbst schützen.

Gefährdete Blätter und Früchte mit 50 ppm kolloidalem Silber besprühen.

Bakteriose an Walnüssen

Ein bakterieller Walnussbrand kann Blätter und Früchte befallen und zeigt sich durch schwarze Flecken. Der Baum verliert vorzeitig die betroffenen Blätter und Früchte. Werden junge Früchte befallen, sind sie ungenießbar, bei spätem Befall beschränkt sich die Infektion auf die Schale.

Sorgfältige Entfernung befallener Pflanzenteile und – sofern möglich – Besprühen der gesunden Pflanzenteile mit 50 ppm kolloidalem Silber.

Baumkrebs

Über vertrocknete Knospen oder Blattnarben kann der Pilz Nectria im Herbst in die Baumrinde (z. B. bei Apfelbäumen) eindringen und nach und nach ganze Äste abtöten. Feuchtes Klima begünstigt die Ausbreitung des Pilzes.

Apfelbäume nicht zu stark zurückschneiden und nicht zu sehr mit Stickstoff düngen. Befallene Stellen großzügig wegschneiden, ausfräsen und mit Wundmaterial verschließen.

Gesunde Pflanzenteile mit 50 ppm kolloidalem Silber besprühen.

☺ Sehr gut hilft kolloidales Silber im Obstbau, vor allem gegen Baumkrebs.

Birnenschorf

Der auslösende Pilz wird im Frühjahr durch Aufwirbeln von Herbstlaub auf die jungen Blätter übertragen. An deren Unterseite breitet sich der Pilz entlang der Mittelrippe aus. Die jungen Birnen bekommen schwarzbraune Flecken, verkrüppeln und werden ungenießbar. Auch die Jungtriebe werden durch Zweiggrind zerstört. Durch Korkbildung wehrt sich die Pflanze gegen das weitere Ausbreiten des Pilzes.

Zur Vorbeugung das Herbstlaub gründlich entfernen. Befallene Äste und Zweige herausschneiden.

Vorbeugend Obst und Blätter einmal pro Woche mit 50 ppm kolloidalem Silber besprühen.

Birnengitterrost

Der auslösende Pilz Gymnosporangium sabinae überwintert in Zierwacholder und verursacht im Sommer orangerote Flecken auf den Birnbaumblättern (Wirtswechsel). Die Wacholderpflanzen erkranken und können sogar absterben. Den bei Regen aufquellenden gelben Schleim (Fruchtkörper des Pilzes) mit einem Wasserstrahl von dem Wacholder abspülen.

Von ähnlichen Erkrankungen mit Wacholder als Zwischenwirt können Weißdorn, Felsenbirne, Quitte und Eberesche betroffen sein.

Befallene Äste herausschneiden und Herbstlaub sorgfältig entfernen. Achten Sie darauf, dass keine Zwischenwirte beieinanderstehen (Zierwacholder und Birnbäume). Gesunde Pflanzenteile mit 50 ppm kolloidalem Silber besprühen.

Blattfleckenpilze beim Efeu

Bakterien und verschiedene Pilze können beim Efeu Blattflecken verursachen. Später wird das Fleckeninnere weiß und es können sich Löcher bilden. Die Ausbreitung wird vor allem durch Feuchtigkeit begünstigt.

Die Blätter des Efeus trocken halten und befallene Blätter entfernen. Gefährdete Pflanzen einmal wöchentlich mit 50 ppm kolloidalem Silber besprühen.

Blattfleckenpilze bei Zimmer- und Balkonpflanzen

Durch unterschiedliche Pilze werden vor allem bei feuchtem Klima schwarze, rote, braune oder auch helle Flecken auf den Blättern von Zimmerpflanzen verursacht, was sogar zu Blattfall führen kann.

Betroffene Pflanzenteile und gegebenenfalls das Herbstlaub entfernen und gefährdete Pflanzen einmal wöchentlich mit 50 ppm kolloidalem Silber besprühen. Einmal im Monat kolloidales Silber ins Gießwasser geben.

Buchsbaumrost

Auch Buchsbäume werden hin und wieder von Rostpilzen befallen, die dann im Herbst braunrote Pusteln an den Blättern bilden.

Befallene Blätter und Laub entfernen. Gefährdete Pflanzen einmal im Monat mit 50 ppm kolloidalem Silber besprühen und einmal monatlich kolloidales Silber ins Gießwasser geben.

Buchsbaum-Triebsterben (durch Cylindrocladium)

Der Pilz Cylindrocladium verursacht dunkel geränderte, orange-braune Flecken an jungen und braune an alten Buchsbaumblättern. Die Triebe weisen sehr dunkle Streifen auf. In der Folge sterben Triebe und Blätter ab. Typisch ist auch ein weißer Belag auf der Blattunterseite.

Laub und oberste Erdschicht entfernen sowie infizierte Pflanzenteile herausschneiden. Gefährdete Buchsbäume einmal wöchentlich mit 50 ppm kolloidalem Silber besprühen und einmal pro Monat kolloidales Silber (200 ml zu 50 ppm auf 10 Liter) ins Gießwasser geben.

Buchsbaumkrebs (Buchsbaumsterben durch Volutella)

Der Pilz Volutella buxi lässt die Blätter und Triebe des Buchsbaums absterben. An der Triebbasis können Wucherungen auftreten und an den Blattunterseiten und Trieben ist der rosafarbene Pilz deutlich erkennbar. Feuchtes Klima und dichte Bepflanzung fördern die Krankheit.

Betroffene Pflanzenteile und Laub entfernen und gefährdete Pflanzenteile im Frühjahr wöchentlich, dann einmal im Monat mit kolloidalem Silber zu 50 ppm besprühen. Einmal im Monat kolloidales Silber (200 ml zu 50 ppm auf 10 Liter) ins Gießwasser geben.

Echter Mehltau

Unterschiedliche Pilzarten sind für diescs Krankheitsbild verantwortlich, von dem zahlreiche Zimmer- und Zierpflanzen, aber auch Obstbäume und Gemüse befallen werden. Der Pilz besiedelt die Oberfläche der Pflanzen sowohl bei feuchter als auch trockener Witterung. Im Weinbau zählt der Echte Mehltau (Oidium) zu den gefährlichsten Krankheiten und kann zum Totalausfall der Ernte führen.

Der Name Mehltau bezieht sich auf den mehligen Belag, der das darunter liegende Gewebe verkümmern und absterben lässt. Fast alle oberirdischen Pflanzenteile können befallen sein. Der mehlige Belag lässt sich leicht abwaschen. Begünstigend für den Befall wirken sich mangelhafte Pflege und Stickstoffüberdüngung aus.

Manche Pflanzen zeigen artspezifische Besonderheiten beim Echten Mehltaubefall. So ist beim Kirschlorbeer beispielsweise die Blattunterseite weiß belegt und die Blattoberseiten junger Blätter wölben sich. Auch bei Hortensien sind in erster Linie die Unterseiten der Blätter weiß gefärbt und auf der Oberseite bilden sich zuerst gelbe, später rote Flecken.

Die betroffenen Pflanzenteile herausschneiden und die gesunden vorbeugend einmal wöchentlich mit 50 ppm kolloidalem Silber besprühen. Bei Zimmer- und Zierpflanzen einmal monatlich kolloidales Silber (200 ml zu 50 ppm auf 10 Liter) ins Gießwasser geben; nicht überkopf gießen. Eine Kompostierung des Pflanzenschnitts ist möglich. Vermeiden Sie eine Überdüngung mit Stickstoff und sorgen Sie für einen luftigen Standort.

Falscher Mehltau

Diese Pilze bleiben nicht an der Oberfläche, sondern dringen in das Gewebe von Blumen, Gemüse usw. ein. Befallen werden beispielsweise Salat, Gurken, Getreide, Zwiebeln, Rosen und Weinreben, aber auch Zimmerpflanzen. In den meisten Fällen ist ein Befall an einem grauen, nicht abwischbaren Belag auf der Blattunterseite und gelblich-weißen Flecken auf der Blattoberseite zu erkennen.

Die betroffenen Pflanzenteile herausschneiden und die gesunden einmal pro Woche mit 50 ppm kolloidalem Silber besprühen. Zusätzlich einmal pro Monat kolloidales Silber ins Gießwasser geben (200 ml zu 50 ppm auf 10 Liter). Gegebenenfalls die Luftfeuchtigkeit am Standort verringern.

Falscher Mehltau beim Fingerkraut (Potentilla)

Die Krankheit beginnt mit eckigen gelben Fleckchen auf den Blättern und später bildet sich bei feuchter Witterung ein grauer Pilzrasen auf den Blattunterseiten. Die Blätter werden braun und können abfallen. Außerdem bleibt die Blüte aus.

Herbstlaub entfernen und die betroffenen Pflanzenteile herausschneiden. Gefährdete Pflanzen einmal pro Woche mit kolloidalem Silber zu 50 ppm besprühen. Zusätzlich einmal pro Monat kolloidales Silber (200 ml zu 50 ppm auf 10 Liter) ins Gießwasser geben.

Feuerbrand

Bei feuchtwarmem Wetter (drei Tage mehr als 18° C) verbreiten sich die auslösenden Bakterien und befallen vor allem junge Pflanzenteile zahlreicher Gehölze. Deren Leitungsbahnen verstopfen, sie sterben ab und hängen welk – wie verbrannt – an der Pflanze. Manchmal sind Schleimtropfen auf der Rinde erkennbar. Die Übertragung erfolgt unter anderem durch Blütenbesucher. Wegen der großen Ansteckungsgefahr regelt die *Feuerbrandverordnung* die Meldepflicht und den Umgang mit befallenen Pflanzen.

Befallene Pflanzen vernichten und gefährdete Pflanzen einmal pro Woche mit 50 ppm kolloidalem Silber besprühen. Es wird empfohlen, Schnittwerkzeuge und Hände anschließend zu desinfizieren. Hierfür kann auch kolloidales Silber verwendet werden (siehe Kapitel *Kolloidales Silber in Küche, Bad und WC*).

Feuerdornschorf

An Früchten, Blättern und Trieben bilden sich vor allem in feuchtwarmem Klima grüne oder schwarze Flecken. Es kommt zu Blattverformungen, Blattfall und dem Absterben junger Triebe. Die Früchte werden dunkel, platzen und schrumpeln. Sind die Blätter betroffen, fallen sie ab.

Befallene Pflanzenteile und Herbstlaub entfernen. Gefährdete Pflanzen einmal im Monat mit 50 ppm kolloidalem Silber besprühen und einmal monatlich kolloidales Silber (200 ml zu 50 ppm auf 10 Liter) ins Gießwasser geben.

Fliederbrand

Begünstigt durch eine feuchtkühle Witterung im Frühjahr, starke Stickstoffdüngung und Winterfröste kann Flieder über Verletzungen infiziert werden. Die Blätter werden fleckig, erst hell, dann rotbraun, und die Blattenden verfärben sich schwarz. Nach und nach verfärben sich auch die jungen Triebe schwarz und sterben schließlich ab.

Betroffene Pflanzenteile herausschneiden und gefährdete Pflanzen einmal pro Woche mit 50 ppm kolloidalem Silber besprühen.

Fliegenschmutzkrankheit → Regenfleckenkrankheit

Frischhalten von Schnittblumen

Es gibt etliche Möglichkeiten, Schnittblumen länger frisch zu halten. Manche Menschen schwören auf kolloidales Silber.

Gibt man etwa 10 ml kolloidales Silber zu 25 ppm in die Blumenvase, halten sich Schnittblumen länger frisch. Außerdem riecht das Blumenwasser nach einigen Tagen nicht so unangenehm, wie es beispielsweise der Fall ist, wenn man Zucker zum Frischhalten hinzugibt. Während Zucker nämlich das Bakterienwachstum begünstigt, tötet kolloidales Silber die Bakterien ab.

Vermeiden Sie Trockenstress, das heißt Schnittblumen sollten schnellstmöglich nach dem Schnitt in Wasser gestellt werden. Schneiden Sie die Stielenden nach dem Transport noch einmal schräg an.

☺ Ich verwende für Schnittblumen 5–10 ml kolloidales Silber zu 25 ppm.

Frucht-Monilia → Monilia-Krankheit

Grauschimmel

Grauschimmelpilze können vor allem bei feuchtwarmem Wetter fast alle Pflanzen befallen. Besonders gefährdet sind Erdbeeren, Himbeeren, Brombeeren, Dahlien, Begonien, Päonien, Tulpen und Rosen. Es bildet sich ein grauer Belag und Pflanzen und Beeren werden vernichtet. Nur beim Wein schätzt man den Pilz an Trauben als Edelfäule.

Begünstigend wirken sich hohe Luftfeuchtigkeit, enge Bepflanzung und Stickstoffüberdüngung aus. Da die Ansteckung durch Pflanzenreste des Vorjahres erfolgt, ist es wichtig, beispielsweise Erdbeeren immer wieder auf anderen Flächen anzupflanzen. Zimmerpflanzen luftig stellen und die Luftfeuchtigkeit verringern.

Gesundes Obst und Erdbeerpflanzen vorbeugend mit 50 ppm kolloidalem Silber besprühen, befallene Beeren und befallenes Obst entsorgen. Bei Zimmerpflanzen den Schimmel mechanisch entfernen und befallene und gefährdete Pflanzen wöchentlich mit 50 ppm kolloidalem Silber besprühen. Einmal monatlich kolloidales Silber (200 ml zu 50 ppm auf 10 Liter) ins Gießwasser geben.

Gurkenmosaikvirus an Schattengrün (Dickmännchen)

Die betroffenen Pflanzen zeigen unterschiedliche Symptome (gelbliche Verfärbungen) an den Blättern. Die Viren können an hunderten unterschiedlicher Wirtspflanzen überdauern und werden von Blattläusen übertragen.

Betroffene Pflanzen entfernen, gesunde Pflanzen bedarfsweise mit 50 ppm kolloidalem Silber besprühen.

Johanniskrautrost

Johanniskraut kann von zwei verschiedenen Rostpilzen befallen werden, deren Symptome sich ähneln. Ab der Jahresmitte bilden sich auf der Blattoberseite gelbe Punkte, die später rötlich-braun werden. Auf der Blattunterseite werden gelb-orangefarbene Verfärbungen sichtbar. Die Pflanzen werden gegenüber Frost empfindlich und gelegentlich können Blätter und Triebspitzen sogar absterben.

Betroffene Pflanzenteile entfernen, gefährdete Pflanzen einmal wöchentlich mit 50 ppm kolloidalem Silber besprühen und einmal monatlich kolloidales Silber (200 ml zu 50 ppm auf 10 Liter) ins Gießwasser geben.

Kabatina

Lebensbäume, Wacholder und Zypressen können von diesem Pilz befallen werden. Meistens beschränkt sich die Infektion auf die Triebspitzen, die sich dann braun verfärben und absterben.

Betroffene Pflanzenteile herausschneiden und gesunde gegebenenfalls mit 50 ppm kolloidalem Silber vorbeugend besprühen.

Kräftigung

Allgemein bekannt zur Stärkung von Pflanzen ist das Gießen mit Schachtelhalmbrühe. Verwender von kolloidalem Silber machen immer wieder die Erfahrung, dass Pflanzen auch damit kräftiger wachsen und widerstandsfähiger werden.

Abends die oberirdischen Pflanzenteile mit 50 ppm kolloidalem Silber besprühen und vier Wochen lang kolloidales Silber (200 ml zu 50 ppm auf 10 Liter) ins Gießwasser geben.

☺ Ich verwende kolloidales Silber in der Blumen- und Gemüsezucht. Tomatenpflänzchen werden damit besonders kräftig.

Kräuselkrankheit

Pfirsiche, Aprikosen und Mandelbäumchen sind anfällig für einen Pilz, der ihre Blätter verfärbt und sich kräuseln lässt. Im Mai und Juni bildet sich auf den Blattoberseiten ein weißer Belag. Sind auch die Knospen betroffen, fallen sie ab. Infizierte Bäume werden geschwächt, können aber neu ausschlagen.

_ Betroffene Blätter frühzeitig entfernen und gesunde mit kolloidalem Silber zu 50 ppm besprühen. Gegebenenfalls einmal pro Monat kolloidales Silber (200 ml zu 50 ppm auf 10 Liter) ins Gießwasser geben.

Kraut- und Braunfäule

Auslöser ist ein Pilz, der über große Entfernungen hinweg von befallenen Kartoffelfeldern auf Tomatenpflanzen geweht wird. Seine Verbreitung wird durch Nässe und Wärme (über 20° C) begünstigt. Er befällt die Blätter und die Tomaten bzw. die Kartoffelknollen. Sie sehen unappetitlich aus und sind nicht mehr genießbar. Das führte beispielsweise 1848 zu einer Hungersnot in Europa, bei der viele Menschen starben. Innerhalb von ein bis zwei Wochen kann nämlich ein kompletter Pflanzenbestand vernichtet werden.

Schützen Sie Tomatenpflanzen mit einem Regendach vor zu viel Nässe und gießen Sie nur direkt in die Erde; nicht die ganze Pflanze.

Abends die oberirdischen Pflanzenteile mit 50 ppm kolloidalem Silber besprühen und bei Infektionsgefahr einmal wöchentlich kolloidales Silber (200 ml zu 50 ppm auf 10 Liter) ins Gießwasser geben.

Ich benutze kolloidales Silber auch im Garten gegen Krautfäule an Tomaten und Kartoffeln.

Malvenrost

Meistens ab dem zweiten Jahr können Malven von diesem Pilz befallen werden, der braune Pusteln an der Blattunterseite verursacht.

Befallene Pflanzenteile entfernen und gefährdete Pflanzen mit 50 ppm kolloidalem Silber besprühen. Zusätzlich einmal im Monat kolloidales Silber (200 ml zu 50 ppm auf 10 Liter) ins Gießwasser geben.

Monilia-Krankheit

Der Pilz Monilia laxa verursacht im Frühjahr Spitzendürre bei Obstbäumen (Zweig-Monilia, hauptsächlich bei Sauerkirschen und Aprikosen). Betroffen sind vor allem geschwächte Bäume. Über kleine Verletzungen dringt der Pilz in die Rinde ein und schnürt die Äste ab. Nasskaltes Wetter während der Blütezeit fördert die Krankheit.

Verwandt mit Monilia laxa ist Monilia fructigena. Beide können über kleine Wunden in die Früchte (z. B. Süßkirschen) eindringen und sie faulen lassen (Fruchtfäule, Polsterschimmel). Sie bleiben als Fruchtmumien hängen. Der Pilz bildet einen hellgrauen Schimmelrasen und kann bei Lagerobst zu Schwarzfäule führen.

Betroffene Pflanzenteile großzügig entfernen und gesunde Teile mit 50 ppm kolloidalem Silber einsprühen. Früchte vor dem Lagern mit 25 ppm kolloidalem Silber abwaschen.

Narrenkrankheit

Diese Pilzkrankheit hat den Namen von den närrisch aussehenden Früchten. Vor allem nach milden Wintern und feuchtkühlem Wetter in der Blütezeit werden Pflaumen und Traubenkirschen befallen. Die Früchte wachsen zu schnell, sind missgeformt und kernlos. Später werden sie runzelig, faulen und fallen ab.

- Infizierte Früchte entsorgen, Pflegeschnitt durchführen und gegebenenfalls die Bäume mit Kalkbrühe streichen. Gesunde Baumteile mit 50 ppm kolloidalem Silber besprühen.

Ohrläppchenkrankheit

Bei hoher Luftfeuchtigkeit wird im Frühjahr die Infektion von Azaleen und Rhododendren mit Exobasidium japonicum begünstigt. Dieser Pilz verursacht eine fleischige Verdickung (Gallenbildung) an jungen Blättern, aber auch an Knospen und Stängeln. Diese Gallen können grün, weiß oder rot gefärbt sein.

- Befallene Pflanzenteile entfernen und gesunde im Frühjahr einmal wöchentlich mit 50 ppm kolloidalem Silber besprühen. Einmal im Monat kolloidales Silber (200 ml zu 50 ppm auf 10 Liter) ins Gießwasser geben.

Polsterschimmel → Monilia-Krankheit

Regenfleckenkrankheit

Die Regenflecken- und die Fliegenschmutzkrankheit bei Äpfeln können von verschiedenen Pilzen ausgelöst werden. Bei Letzterer bilden sich graue Flecken mit schwarzen Schildchen. Erstere äußert sich durch grünlich-schwarze Flecken oder Flächen. Die Erreger wachsen zwar nur auf der Apfelschale, lassen sich aber kaum entfernen. Deshalb sieht das befallene Obst unappetitlich aus, auch wenn es durchaus genießbar ist. Wie so oft wird die Ausbreitung der Pilze durch nasswarme Witterung begünstigt.

- Pflegeschnitt beachten und geerntetes Obst kühl lagern. Bei Gefährdung heranreifendes Obst mehrmals mit 50 ppm kolloidalem Silber besprühen. Geerntete Äpfel vor dem Einlagern mit kolloidalem Silber zu 25 ppm abwaschen.

Ringfleckenkrankheit → Anthraknose

Rhododendron-Knospensterben

Der Pilz Pycnostysanus azaleae wird bei der Eiablage der Rhododendron-Zikade übertragen. Er dringt in die Knospen ein, wo er überwintert. Die Knospen sterben ab und färben sich im Frühjahr schwarzbraun.

Zikaden abfangen und die verfärbten Knospen entfernen. Einmal wöchentlich gefährdete Knospen von Juli bis September mit 50 ppm kolloidalem Silber besprühen.

Rosenrost

Vor allem kaltnasse Witterung begünstigt die Ausbreitung von Rosenrost. Der Pilz verursacht hellgelbe Flecken auf der Blattoberseite und später bilden sich auf der Blattunterseite und an den Stängeln orangefarbene Pusteln. Ab Juli folgen dann zusätzlich dunkle Sporen. Die Blätter werden braun und fallen ab.

Entsorgen Sie das Herbstlaub gründlich und schützen Sie die Rosen vor zu viel Nässe. Gießen Sie direkt in die Erde; nicht die ganze Pflanze.

Einmal wöchentlich abends die Blätter gefährdeter Rosen mit 50 ppm kolloidalem Silber besprühen und einmal im Monat kolloidales Silber (200 ml zu 50 ppm auf 10 Liter) ins Gießwasser geben.

Rost

Rostpilze verursachen meistens rostbraune, aber auch gelbliche oder weiße Pusteln an der Blattunterseite. Durch den Pilzbefall werden die Blätter und Stängel zerstört. An Zierpflanzen sind in erster Linie Geranien, Rosen, Stockrosen, Nelken und Löwenmäulchen betroffen.

Befallene Pflanzenteile entfernen und gefährdete Pflanzen mit 50 ppm kolloidalem Silber besprühen. Zusätzlich einmal im Monat kolloidales Silber (200 ml zu 50 ppm auf 10 Liter) ins Gießwasser geben.

Rost an Immergrün

Beim Immergrün führen Rostpilze zu braunen und dunklen Verfärbungen, hauptsächlich an der Blattunterseite. Auf der Blattoberseite bilden sich gelbe Flecken, die Blätter wachsen schlechter als normal und rollen sich nach oben oder sind missgebildet. Zudem ist die Blütenbildung gestört.

Betroffene Pflanzen müssen ganz entfernt werden. Gefährdete Pflanzen nur direkt in die Erde gießen. Einmal wöchentlich mit 50 ppm kolloidalem Silber besprühen und einmal im Monat kolloidales Silber ins Gießwasser (200 ml zu 50 ppm auf 10 Liter) geben.

Roter Brenner bei Amarylis

Ausgelöst durch Pilzbefall bilden sich längliche rote Risse an Zwiebeln und Trieben.

Befallene Pflanzenteile ausschneiden und die Wunde mit kolloidalem Silber zu 50 ppm besprühen. Einmal monatlich kolloidales Silber (200 ml zu 50 ppm auf 10 Liter) ins Gießwasser geben.

Rußtau

Auf den Ausscheidungen von Läusen und Weißer Fliege können sich bei verschiedenen Pflanzen Schwarzpilze ansiedeln (→ Sternrußtau).

Befallene Blätter mit 50 ppm kolloidalem Silber abwaschen und die Insekten bekämpfen.

Schorf

Mit Schorf bezeichnet man Pilzkrankheiten, die raue, rissige Wundstellen an Pflanzen hervorrufen. Man kennt zum Beispiel Apfelschorf, Birnenschorf, Kirschenschorf und Feuerdornschorf usw.

Betroffene und gefährdete Pflanzenteile bedarfsweise mit 50 ppm kolloidalem Silber besprühen.

Schrotschusskrankheit

Von dieser Pilzkrankheit können alle Steinobstsorten befallen werden. Die Blätter sehen dann wie von einer Schrotladung durchlöchert aus und fallen teilweise frühzeitig ab. Auch Früchte zeigen dunkelbraune, rot geränderte Flecken und faulen. Nebel und Nässe begünstigen das Auftreten der Schrotschusskrankheit, die im Laufe der Jahre zum Absterben der Bäume führen kann.

Stark befallene Bäume zurückschneiden und Wunden mit entsprechenden Mitteln verschließen. Befallene Früchte und Blätter entfernen. Gesunde Blätter und Äste bedarfsweise mit kolloidalem Silber zu 50 ppm besprühen.

Stängel- und Blattfäule an Immergrün

Der Pilz Phona exigua vermehrt sich vor allem bei Temperaturen von 15–18° C und feuchtem Klima, vorwiegend im Frühjahr und Herbst. Da er sich rapide ausbreitet, kann er den gesamten Bestand an Immergrün gefährden. Befallene Blätter und Triebe verfärben sich dunkel und welken.

Befallene Pflanzen vernichten und gefährdete Pflanzen nur direkt in die Erde wässern. Im Frühjahr und Herbst vorbeugend einmal im Monat mit 50 ppm kolloidalem Silber besprühen und einmal monatlich kolloidales Silber (200 ml zu 50 ppm auf 10 Liter) ins Gießwasser geben.

Stängel- und Wurzelfäule bei Zimmerpflanzen

Diese Pilzkrankheit lässt Stängel und Wurzeln von Zimmerpflanzen faulen und ist auch für das Faulen von Kakteen (Stammfäule) und Pelargonien verantwortlich.

Luft- und Bodenfeuchtigkeit verringern und für Frischluft und viel Licht sorgen. Gefährdete und betroffene Pflanzen einmal wöchentlich mit 50 ppm kolloidalem Silber besprühen und einmal im Monat kolloidales Silber (200 ml zu 50 ppm auf 10 Liter) ins Gießwasser geben.

Stammfäule von Kakteen ···> Stängel- und Wurzelfäule

Sternrußtau

Nasskalte Spätsommer fördern die Verbreitung des Pilzes auf Rosenblättern, der einer der bekanntesten Krankheitserreger bei Rosen ist. Er zeigt sich als runde braunschwarze Flecken mit sternförmigem violettem Rand. Die Blätter werden gelb und fallen ab.

Die Rosen weit genug auseinander pflanzen, um eine Übertragung zu erschweren. Abgefallene und befallene Blätter und Triebe sorgfältig entfernen. Morgens direkt in die Erde gießen, nicht die ganze Pflanze.

Einmal wöchentlich gefährdete Pflanzen mit 50 ppm kolloidalem Silber besprühen und einmal pro Monat kolloidales Silber (200 ml zu 50 ppm auf 10 Liter) ins Gießwasser geben.

Taschenkrankheit ···> Narrenkrankheit

Thuja-Schuppenbräune

Vor allem jüngere und schattig stehende Lebensbäume sind für Pilzbefall durch Didymascella thujina (syn. Keithia thujina) gefährdet. Auf den einjährigen Zweigen verfärben sich die Schuppen braun und Seitentriebe können abfallen.

Befallene Pflanzenteile entfernen, für gut belüfteten Standort sorgen und gefährdete Pflanzenteile einmal im Monat mit 50 ppm kolloidalem Silber besprühen.

Triebwucherungen an Forsythien

Bakteriell bedingt kann es bei Forsythien zu warzenähnlichen Wucherungen an den Trieben kommen. Dadurch wird das Pflanzenwachstum gehemmt. Die Krankheit kann auch andere Zierpflanzen und Erbsen (Verbänderung, Hexenbesen) befallen.

Befallene Pflanzenteile zurückschneiden und entsorgen, nicht kompostieren. Gefährdete Pflanzen einmal wöchentlich mit 50 ppm kolloidalem Silber besprühen und einmal im Monat kolloidales Silber ins Gießwasser (200 ml zu 50 ppm auf 10 Liter) geben.

Virenbefall von Rosen

Da Rosen von sehr unterschiedlichen Viren befallen werden können, kommt es auch zu ganz unterschiedlichen Symptomen an den Blättern, oft Musterbildungen wie Ringe, Linien oder Mosaike. Auch können die Rosenblätter missgebildet sein oder die Knospenbildung ist vermindert.

Betroffene Pflanzenteile entfernen und die Rosen einmal wöchentlich mit 50 ppm kolloidalem Silber besprühen.

Viruskrankheiten von Zimmer- und Zierpflanzen

Viren können diverse Krankheiten bei Pflanzen verursachen. Die Erkrankungen machen sich oft als regelmäßige (mosaik- oder ringförmige) Veränderungen an den Blättern bemerkbar. Die Blätter können sich kräuseln oder missgebildet sein.

Befallene Pflanzen vernichten, gefährdete Pflanzen mit 50 ppm kolloidalem Silber besprühen. Einmal im Monat kolloidales Silber (200 ml zu 50 ppm auf 10 Liter) ins Gießwasser geben.

Wurzel- und Knollenfäule bei Alpenveilchen

Alpenveilchen wollen kühl stehen. Zu große Wärme begünstigt Pilze und damit Wurzel- und Knollenfäule.

Einmal monatlich mit 50 ppm kolloidalem Silber besprühen und einmal im Monat kolloidales Silber (200 ml zu 50 ppm auf 10 Liter) ins Gießwasser geben.

Wurzelkropf

Viele Zierpflanzen können von dieser bakteriellen Infektion befallen werden. Sie macht sich durch typische Wucherungen am Wurzelhals und den darüber liegenden Trieben bemerkbar. Da die Wasser- und Nährstoffzufuhr gestört wird, sterben die Pflanzen ab.

Infizierte Pflanzen vollständig entfernen und gefährdete Pflanzen einmal wöchentlich über der Wurzel mit 50 ppm kolloidalem Silber besprühen. Geben Sie einmal pro Monat kolloidales Silber (200 ml zu 50 ppm auf 10 Liter) in das Gießwasser.

Zimmerpflanzen

Zimmerpflanzen brauchen meist besonders intensive Pflege. Je kräftiger ihr Immunsystem ist, umso besser gedeihen sie.

Zur allgemeinen Stärkung einmal monatlich kolloidales Silber (200 ml zu 50 ppm auf 10 Liter) ins Gießwasser geben.

Zweig-Monilia (Zweigsterben, Rindenbrand)

→ Monilia-Krankheit

Kolloidales Silber in Küche, Bad und WC

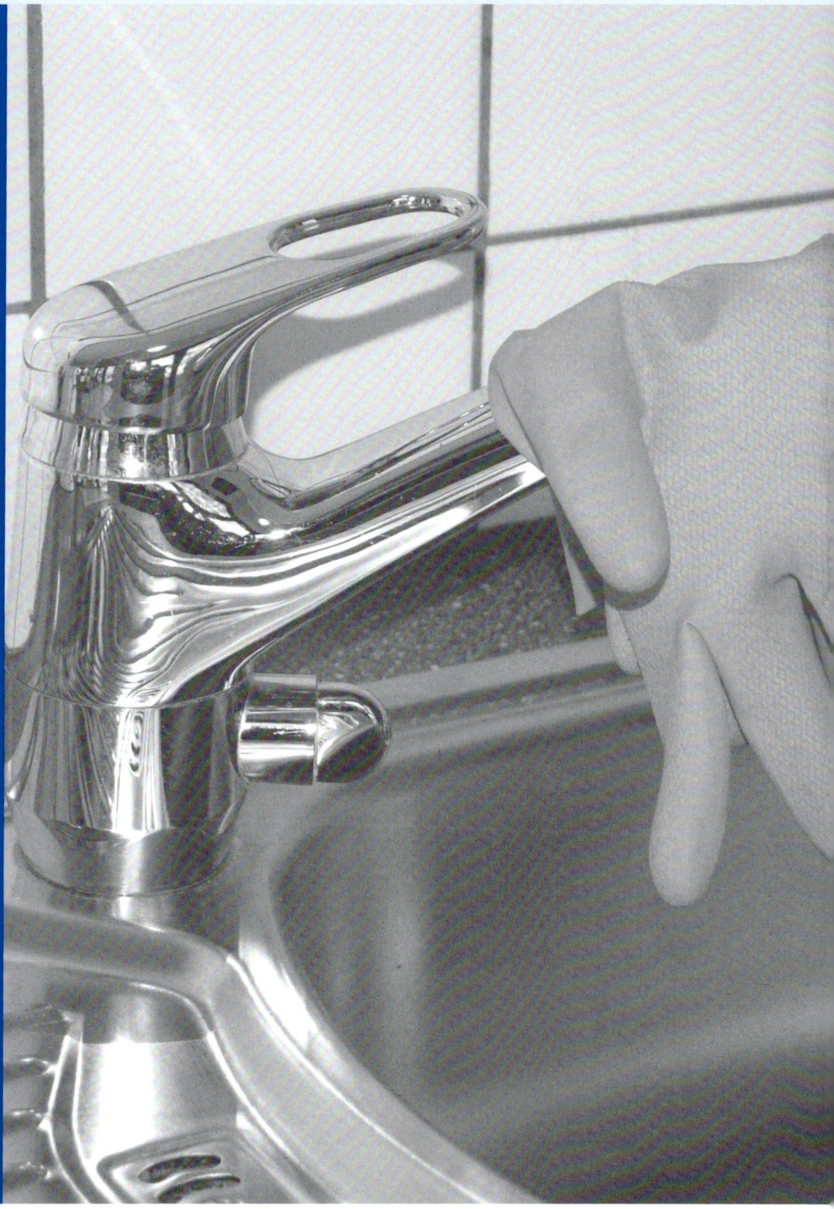

Einleitung

Das antibiotische Potenzial von Silber kann auch im Haushalt eine große Hilfe sein. Das hat auch die Industrie erkannt und bringt ständig neue Entwicklungen auf den Markt. Das Wirkprinzip ist ja dasselbe wie beim kolloidalen Silber (siehe Kapitel *Kolloidales Silber erstickt Krankheitserreger*). So gibt es mittlerweile bakteriostatische Wasserfilter, mit Silber beschichtete Waschmaschinen, Kühlschränke, Bodenbeläge, WC-Deckel und vieles mehr. Ein pfiffiger Erfinder hat jüngst ein Haushaltsgerät zur Keimfreimachung von Obst, Gemüse und kleinen Gebrauchsgegenständen auf den Markt gebracht, das ebenfalls auf Silberbasis arbeitet.

Kritiker behaupten, mit Silber beschichtete Kühlschränke, in denen sich Lebensmittel länger frisch halten sollen, würden dazu verleiten, die Hygiene zu vernachlässigen. Diese Gefahr dürfte allerdings relativ gering sein, denn wer es gewohnt ist, auf Reinlichkeit zu achten, wird es ganz sicher auch weiterhin tun. Und wer es damit ohnehin nicht so genau nimmt, dem nützt auch ein „Silberkühlschrank" nicht viel.

Auch ins Bad haben versilberte Produkte zur Körperpflege in Form silberhaltiger Cremes längst Einzug gehalten. Weitere stehen kurz vor der Markteinführung. Für ein Shampoo mit Nanosilber wurde bereits eine Wirkung gegen Schuppen nachgewiesen und von einer silberhaltigen Zahncreme verspricht man sich positive Effekte zur Vorbeugung von Parodontose. Das könnte sich mittelfristig ähnlich positiv auf die arg gebeutelte Kasse des Gesundheitssystems auswirken, wie es bei Herzkathetern der neuen Generation der Fall ist, die die Infektionsrate mittels Nanosilber erheblich reduzieren.

Hier folgen nun ein paar praktische Tipps, wie Sie kolloidales Silber im Haushalt nutzen können. Eines ist dabei aber wichtig: Kolloidales Silber ersetzt genauso wenig wie ein beschichteter Kühlschrank die gewissenhafte (aber nicht übertriebene) Hygiene im Haushalt. Aber es unterstützt sie!

Zwar sind keine Verfärbungen von Materialien durch kolloidales Silber bekannt, Verlag und Autoren können aber keine Garantie dafür übernehmen. Wenn Sie Bedenken haben, testen Sie das kolloidale Silber erst einmal an einer nicht sichtbaren Stelle des fraglichen Materials.

Anwendungsmöglichkeiten

Deodorant

Kolloidales Silber ist ein wirksames und darüber hinaus geruchsneutrales Deodorant.

Achselhöhlen bei Bedarf mit 25 ppm kolloidalem Silber auswaschen, abtupfen oder besprühen.

Desinfektion von Haushaltsgegenständen

Manche Gebrauchsgegenstände sollte man regelmäßig desinfizieren. Das beugt Krankheiten oder Reinfektionen vor und gibt allgemein ein besseres Gefühl der Sauberkeit.

Kleine Gegenstände wie Zahnbürsten oder Nassrasierer zunächst reinigen und dann für 10 bis 30 Minuten (oder auch über Nacht) in ein Gefäß mit 50 ppm kolloidalem Silber stellen, um Keime abzutöten. Das Silberwasser kann drei bis vier Wochen lang immer wieder benutzt werden.

Größere Gegenstände wie Töpfe nach dem Spülen mit 50 ppm kolloidalem Silber abwischen oder besprühen.

Flächendesinfektion

Ob Herdplatten, Arbeitsplatten, Türgriffe, WC-Deckel oder an anderen Orten im Haus, überall siedeln sich Keime an. Zwar sollte man es mit der Hygiene nicht übertreiben, da sich ein gesunder Mensch sehr wohl gegen Keime wehren kann. Bevor man aber die chemische Keule schwingt, ist kolloidales Silber eine interessante Alternative.

Nach der gründlichen Reinigung die Flächen mit 50 ppm kolloidalem Silber abwischen oder einsprühen.

Frischhalten von Lebensmitteln

Früher legte man eine Silbermünze in Milch, um sie länger frisch zu halten. Das ist heute nicht mehr möglich, weil es kaum noch naturbelassene Milch zu kaufen gibt. Die heutige Industriemilch ist so tot, dass sie gar nicht mehr sauer werden kann. Sie wird mehrfach manipuliert, bevor sie auf unserem Esstisch landet (Pies: *Milch – aber natürlich*, siehe Literatur). Man kann das Frischhalteprinzip aber auf andere Weise nutzen.

- Verderbliche Lebensmittel wie Salat, Obst, Gemüse, Fleisch und Fisch kann man mit etwas kolloidalem Silber zu 25 ppm einsprühen, um sie länger frisch zu halten. Lagern Sie sie aber zusätzlich trotzdem im Kühlschrank.

Mund- und Zahnhygiene

Kolloidales Silber ist ein hervorragendes Mundwasser, das gegen Mundgeruch und bei Zahnproblemen eingesetzt werden kann (siehe Kapitel *Kolloidales Silber bei Erkrankungen von Mund und Zähnen*). Es kann aber auch vorbeugend verwendet werden.

- Morgens und abends nach dem Zähneputzen den Mund gründlich mit 25 ppm kolloidalem Silber spülen und damit gurgeln. Anschließend kann das Silberwasser heruntergeschluckt werden.
- Zwischendurch kann man 25 ppm kolloidales Silber auch als Mundspray anwenden.

Öffentliche Bäder, Saunen und Gemeinschaftsduschen

Beim Besuch öffentlicher Bäder, Saunen oder Gemeinschaftsduschen ist die Ansteckungsgefahr mit Fußpilz besonders groß.

- Nach dem Besuch die Füße mit 25 ppm kolloidalem Silber besprühen oder abtupfen. Dabei die Zehenzwischenräume nicht vergessen. Das kolloidale Silber einwirken lassen und dann gut abtrocknen.

Rasierwasser

Manche Männer mögen's duftfrei. Für sie ist kolloidales Silber als Rasierwasser geeignet. Es erfrischt, entspannt und schützt die Haut.

- Nach der Rasur einige Tropfen 25 ppm kolloidales Silber in die Gesichtshaut massieren oder aufsprühen. Nach Schnittverletzungen bei einer Nassrasur wird die Wunde mit 25 ppm kolloidalem Silber abgetupft.

Shampoo

Wie bereits erwähnt, wird zurzeit ein silberhaltiges Schuppenshampoo entwickelt. Man kann sich aber auch direkt mit kolloidalem Silber behelfen.

- Nach der Haarwäsche etwas kolloidales Silber zu 25 ppm auf die Haare sprühen oder tupfen und einmassieren.

Turnschuhe und Gummistiefel

Das Tragen von Turnschuhen und Gummistiefeln fördert ungemein die Entstehung von Fußpilz. Daher werden zurzeit silberhaltige Schuheinlagen getestet, die einer Infizierung vorbeugen sollen. Strümpfe aus Silberfäden gibt es bereits kaufen. Aber auch mit kolloidalem Silber kann man Fußpilz vorbeugen.

Vor dem Tragen von Turnschuhen oder Gummistiefeln die Füße waschen und mit einem mit 25 ppm kolloidalem Silber getränkten Lappen abtupfen. Bitte dabei die Zehenzwischenräume nicht vergessen. Kurz einwirken lassen und dann gut abtrocknen.

Zusätzlich die Innenflächen der Schuhe und Stiefel mit 25 ppm kolloidalem Silber besprühen und vor dem Tragen trocknen lassen.

Zahnbürsten

Für eine optimale Mundhygiene ist es wichtig, regelmäßig eine neue Zahnbürste zu kaufen. Da sich auf der Zahnbürste aber auch allerlei Mikroorganismen ansiedeln, sollte man sie regelmäßig desinfizieren.

Zahnbürste einmal pro Woche über Nacht in ein Glas mit 25 ppm kolloidalem Silber stellen, sodass der Kopf vollständig mit Flüssigkeit bedeckt ist. Das kolloidale Silber kann mehrere Wochen lang immer wieder dafür benutzt werden.

Zahnprothesen und Zahnspangen

Zahnprothesen und Zahnspangen werden von diversen Bakterien und Pilzen besiedelt. Das muss nicht, kann aber zu Infektionen führen. Deshalb ist es ungeheuer wichtig, das künstliche Gebiss und Zahnspangen täglich gründlich mit entsprechenden Reinigungstabletten oder besser noch einem Spezialgel und einer Prothesenbürste zu reinigen.

Nach dem Reinigen feucht mit 25 ppm kolloidalem Silber abwischen und etwas einwirken lassen, um Bakterien und Pilze abzutöten. Zusätzlich eine Mundspülung mit Silberwasser in der gleichen Konzentration vornehmen.

Anhang

Kolloidales Silber erstickt Krankheitserreger

Dass kolloidales Silber gegen Bakterien, Viren und Pilze wirksam ist, dürfte heute kaum jemand ernsthaft bestreiten wollen. Wie es genau wirkt, ist aber trotz des ständig wachsenden Wissens über kolloidales Silber noch nicht ganz geklärt. Trotzdem hat man recht genaue Vorstellungen von den Mechanismen. Dieser Aspekt soll hier wegen seiner grundlegenden Bedeutung näher betrachtet werden (ausführlichere Informationen und Literaturhinweise finden Sie in *Immun mit kolloidalem Silber*).

Man kann davon ausgehen, dass die keimtötende Wirkung in erster Linie auf die Silberionen und nicht auf die Silberatome beziehungsweise -partikel zurückgeht. Darin liegt keineswegs ein Widerspruch. Kolloidales Silber enthält nämlich neben elementaren Silberpartikeln hauptsächlich Silberionen. Und aus metallischem Silber, also auch aus dem Nanosilber, werden in flüssiger Umgebung ständig Silberionen abgegeben, die ihre antimikrobielle Wirkung entfalten können. Auf dem gleichen Prinzip beruht die wissenschaftlich anerkannte Wundbehandlung mit Silberfolie und anderen Silberzubereitungen.

Früher vermutete man, dass sich positiv geladene Silberteilchen an die negativ geladene Oberfläche von Bakterien anheften und sie dadurch abtöten. Heute nimmt man an, dass Silber über mehrere Wirkmechanismen verfügt. Silberionen reagieren zum Beispiel mit einigen schwefelhaltigen Strukturen (Schwefelwasserstoffgruppen = SH-Gruppen). Dadurch werden sowohl Strukturen der Bakterienzellen zerstört als auch von den Bakterien benötigte Enzyme blockiert und die Krankheitskeime sterben ab.

Hauptsächlich beeinträchtigen Silberionen die Energiegewinnung von Bakterien- und Pilzzellen, indem sie deren Atmungskette unterbrechen. Dadurch ersticken sie regelrecht.

Aber auch wichtige Bausteine der Erbinformation, die Nukleinsäuren, werden von Silber beeinflusst. Offenbar verhindert die Bindung von Silber die Vermehrung der Erbsubstanz (RNA und DNA) in den Krankheitserregern.

Außerdem soll Silber das Ablösen der Zellmembran von der Bakterienzellwand verursachen. Es kann auch an andere Zellbestandteile der Bakterien binden und deren Funktion beeinträchtigen. Zu guter Letzt wird offenbar auch die Aufnahme von Phosphat in die Zellmembran gehemmt und die Bakterienzelle dadurch stark geschädigt.

Die möglichen Wirkmechanismen von Silber bei Bakterien sind:

- Wechselwirkung mit der Erbsubstanz:
  - Bildung von DNA- und / oder RNA-Silberkomplexen
  - Zerstörung von Nukleinsäuren
  - Hemmung der Abschrift der Erbinformation
- Wechselwirkung mit Aminosäuren, Proteinen und Enzymen:
  - Bindung an Schwefelwasserstoffe (SH-Gruppen)
  - Zerstörung lebenswichtiger Enzyme
- Beeinträchtigung der Energiegewinnung:
  - Reaktion mit Cytochromen (= Bestandteile der Atmungskette)
  - Beeinflussung des Elektronentransports
- Wechselwirkung mit der Zellwand und der Zellmembran:
  - Ablösen der Zellmembran von der Zellwand
  - Veränderung der Durchlässigkeit der Zellmembran
  - Hemmung der Phosphataufnahme
  - Flüssigkeitsverlust und Austrocknung der Zelle

Bei Hefezellen gibt es wahrscheinlich noch einen weiteren Wirkmechanismus: Für den Aufbau ihrer Zellwand ist das Enzym Phosphomannoseisomerase wichtig. Fehlt es, verliert die Zelle lebenswichtige Inhaltsstoffe. Durch Silber kann dieses Enzym bei Hefezellen gehemmt werden.

Zellen von Vielzellern (also Mensch und Tier) sind meist viel größer als die von Bakterien und Pilzen und daher auch ein viel größerer „Gegner“ für kolloidales Silber. Außerdem enthalten unsere Zellen größere Mengen gleicher Funktionseinheiten. Um vergleichbare Vergiftungseffekte hervorzurufen wie bei Einzellern, bräuchte man bei Vielzellern viel höhere Konzentrationen kolloidalen Silbers. Es besteht also keine Gefahr, gesunde Körperzellen durch kolloidales Silber zu schädigen.

Und es kommt noch ein Aspekt hinzu: Bei Bakterien befinden sich die wichtigen Bestandteile der Atmungskette (Enzyme zur Energiegewinnung) an der Zellaußenseite und sind daher für das Silber leichter zugänglich. Bei unseren Zellen befinden sich diese Enzyme hingegen in der Zelle in der Mitochondrienmembran. Diese Barriere muss also erst einmal überwunden werden.

Mykoplasmen – eine bisher weitgehend unbeachtete Bakteriengruppe

Neben Pilzen, Viren und Parasiten standen bisher stets die mit einer starren Zellwand umgebenen Bakterien als Krankheitserreger im Vordergrund. Ihre zellwandfreien Verwandten, die Mykoplasmen, wurden und werden weitgehend unterschätzt und als zu harmlos eingeschätzt.

Dabei scheinen diese Bakterien eine sehr bedeutende Rolle bei der Entstehung etlicher Krankheiten des Menschen, aber auch von Tieren und Pflanzen zu spielen. Teilweise lösen sie die Krankheiten aus und teilweise verstärken sie sie. Dazu gehören Lungenentzündungen, Erkrankungen des Urogenitaltrakts, aber auch AIDS-Symptome und wahrscheinlich sogar Krebs. Sie scheinen auch das Bindeglied zwischen Krankheiten wie chronischer Arthritis, dem chronischen Müdigkeitssyndrom, Fibromyalgie und dem Golfkriegssyndrom zu sein. Bei der Hälfte der Betroffenen lässt sich mittels spezieller Testmethoden eine Mykoplasmeninfektion nachweisen.

Mykoplasmen gehören der Klasse der Mollicutes (Weichhäuter) an und dringen, anders als andere Bakterien, oft in die Zellen ein. Sie leben als Parasiten von den befallenen Zellen und verursachen dabei chronische Erkrankungen, ohne normalerweise ihren Wirt abzutöten. Da die Wirkung vieler Antibiotika an der Zellwand eines Bakteriums ansetzt, sind sie gegen Mykoplasmen unwirksam. Kolloidales Silber hingegen ist wirksam gegen alle Bakterien, auch gegen Mykoplasmen.

Da Mykoplasmen keine starren Zellwände besitzen, können sie in entlegenste Ecken schlüpfen. Ja, sie passieren sogar viele Sterilfilter, die herkömmliche Bakterien abfangen.

Weil sich Mykoplasmen zu Parasiten entwickelt haben, die die Nährstoffe der Wirtszellen nutzen, konnten sie ihr Erbgut stark verkleinern. Einige Vertreter besitzen daher das kleinste Genom aller Lebewesen. Unser Körper reagiert auf eine Mykoplasmeninfektion mit einer Immunantwort, die zu Entzündungsreaktionen mit Schmerzen und Gelenkzerstörung wie bei einer Arthritis führen kann. Zu Beginn äußert sich eine Mykoplasmeninfektion durch kurz anhaltende grippeähnliche Symptome, und sie kann sich dann über Jahre schleichend zu einer systemischen Erkrankung ausweiten.

Für den Menschen spielt Mycoplasma pneumoniae eine wichtige Rolle. Dieses Bakterium kann verschiedene Organe befallen und unterschiedliche

Krankheiten verursachen. Dazu zählen atypische Lungenentzündung, Hirnhautentzündung, Entzündungen des Mittelohrs, der Luftröhre, der Bronchien oder des Rachens, Schädigung des Blutes, des Herz-Kreislauf-Systems, der Nerven, der Leber und der Bauchspeicheldrüse.

Mycoplasma genitalium besiedelt den menschlichen Genital- und Respirationstrakt und verursacht unter anderem Harnröhrenentzündungen. Ureaplasma urealyticum ist im unteren weiblichen Genitaltrakt zu finden; es kann bei der Geburt auf den Säugling übertragen werden und bei ihm Entzündungen des zentralen Nervensystems und der Lunge auslösen. Bei Männern löst das Bakterium zunächst eine Blasenentzündung aus, auf die Entzündungen der Prostata, der Hoden und der Nieren folgen können.

Für manche AIDS-Symptome, für eine rheumatoide Arthritis und die Anzeichen des chronischen Müdigkeitssyndroms ist wahrscheinlich das Anfang der 1950er-Jahre erstmals isolierte Mycoplasma fermentans verantwortlich. Am 7. Februar 2000 äußerte Dr. Charles Engel von den amerikanischen Gesundheitsbehörden NIH *(National Institutes of Health)* anlässlich eines NIH-Treffens sich wie folgt: „Ich bin nun der Ansicht, dass die wahrscheinliche Ursache von CFS, Fibromyalgie und anderen Formen chronisch degenerativer Erkrankungen Mycoplasma ist." An der *Chronic Fatigue Syndrome and Fibromyalgia Clinic der University of California* in Irvine behandelte Dr. Darryl See, ehemaliger Co-Direktor der Klinik, jahrelang Patienten mit dem chronischen Müdigkeitssyndrom. Er verabreichte 7-10 ppm starkes, besonders feines kolloidales Silber mit einer Partikelgröße von möglichst unter einem Nanometer und erzielte damit spektakuläre Erfolge (Barwick 2009).*

Manche Wissenschaftler, wie Dr. Garth Nicholson vom kalifornischen *Institute for Molecular Medicine* in Newport Beach oder Dr. Shugh-Ching Lo vom *Armed Force Institute of Pathology* vertreten die Meinung, dass nahezu alle Formen von chronisch degenerativen Erkrankungen ihre Ursache in einer Mycoplasma-Infektion haben.

Einige Autoren empfehlen zur Behandlung einer Mykoplasmeninfektion eine mehrwöchige Therapie mit kolloidalem Silber. Dabei soll man sechzehn Tage lang, beginnend mit einer Unze (etwa 30 Milliliter), die Menge täglich um eine Unze steigern. Nach 16 Tagen wird die Dosis von 16 Unzen (gut 270 Milliliter) fünf Tage lang beibehalten. Anschließend wird wieder täglich um

* Dafür soll sich ein Silbergenerator der Firma *The Silver Edge* eignen, der Silberpartikel von 0,8 Nanometer Größe produziert.

eine Unze reduziert. Dann nimmt man periodisch eine Unze täglich ein, sofern erforderlich.

Auch bei Tierkrankheiten spielen Mykoplasmen eine wichtige Rolle. Schon 1898 entdeckten Edmond Nocard (1850-1903) und Émile Roux (1853-1933) Mycoplasma mycoides, den Erreger der Rinderlungenseuche. Im Laufe der Zeit folgte die Identifizierung zahlreicher weiterer Mykoplasmen, die unter anderem für Euterentzündungen (Mycoplasma agalactiae und Mycoplasma bovis), Lungenseuche der Ziegen (Mycoplasma capricolum), Ferkelgrippe (Mycoplasma hyopneumoniae), Gamsblindheit (Mycoplasma conjunctivae), Atemwegserkrankungen bei Geflügel (Mycoplasma gallisepticum), Katzenschnupfen (Mycoplasma felis und andere), Blutarmut bzw. Anämie von Tieren (diverse Mycoplasmen) und viele mehr verantwortlich oder mitverantwortlich sind.

Ganz besondere Aufmerksamkeit verdient die Frage, ob Mycoplasmen auch an der Entstehung von Krebs beteiligt sind. Dieser Frage gehen Wissenschaftler schon seit mehr als 120 Jahren nach, aber ein Zusammenhang ist noch immer umstritten. Dabei gibt es durchaus ernst zu nehmende Hinweise, die für einen Zusammenhang sprechen, und Antworten dürften in naher Zukunft zu erwarten sein. D. J. Fletcher von der San Diego Clinic stellte beispielsweise fest, dass bei 80 Prozent der Krebspatienten Mykoplasmen hoch aktiv seien und auch an Autoimmunprozessen wie rheumatoider Arthritis eine Rolle spielen.

DMSO-Kolloidales-Silber-Protokoll bei Krebserkrankungen (nach R. Webster Kehr)

Krebserkrankungen dürfen niemals auf die leichte Schulter genommen werden und bedürfen immer einer professionellen medizinischen Behandlung. Das schließt aber nicht automatisch aus, sich zusätzlich mit alternativen Behandlungsmethoden zu befassen. Der Amerikaner R. Webster Kehr von der *Independent Cancer Research Foundation* hat neben zahlreichen anderen Protokollen zur Krebsbehandlung auch eines entwickelt, das auf der Einnahme von DMSO und kolloidalem Silber mit besonders kleinen Partikeln beruht. Es wird hier als Information für diejenigen vorgestellt, die sich für alternative Krebsbehandlungen interessieren.

Zunächst ist aber eine Begriffsklärung angebracht: Kehr verwendet nämlich den Begriff Krebsmikrobe, die in eine Zelle eindringt und sie in eine Krebszelle umwandelt. Damit knüpft er mit seinen Überlegungen ganz bewusst an die Untersuchungen des amerikanischen Erfinders optischer Mikroskope Royal Raymond Rife (1888–1971) an. Der war Verfechter der zu seiner Zeit weit verbreiteten Lehrmeinung des Pleomorphismus (pleomorph = mehrgestaltig), gemäß der sich Viren, Zellen und Bakterien ineinander umwandeln können. Dieser Pleomorphismus ist zwar inzwischen widerlegt, unbestritten ist aber heute die Tatsache, dass es tatsächlich pleomorphe, also vielgestaltige Mikroorganismen gibt, die in Zellen eindringen und diverse Krankheiten auslösen können, nämlich die im vorherigen Kapitel beschriebenen Mykoplasmen. Und diese meint Kehr auch mit Krebsmikrobe, die er selbst als „hoch pleomorphes zellwandfreies Bakterium" bezeichnet. Dies vorausgeschickt, dürfte möglichen Missverständnissen vorgebeugt sein die Krebsmikrobe Kehrs ist also ein Mykobakterium.

Die krebsauslösenden Mykoplasmen, so die Theorie, verbrauchen die von der Zelle zur Energiegewinnung nötige Glukose für sich und zwingen die befallene Zelle dazu, auf Gärung umzustellen. Es werden DNS-Schäden verursacht und die Zelle verwandelt sich in eine Krebszelle, die sich dann unkontrolliert teilt. Gelingt es, die Krebsmikroben zu töten, schaltet die Krebszelle wieder auf normale Energiegewinnung um und wird wieder zu einer normalen Zelle.

---

www.new-cancer-treatment.org; abgerufen am 6.9.2012

Das Besondere dieser Methode ist also die Tatsache, dass Krebszellen damit laut Kehr nicht abgetötet, sondern wieder in normale Zellen zurückverwandelt werden. Deshalb wirke die Methode sehr schnell und setze weniger Gifte im Körper frei. Es handelt sich laut Kehr um eine sehr effektive und sichere Therapie.

Sie basiert jedoch nicht alleine auf DMSO und kolloidalem Silber. Der erste Schritt in der Krebsbehandlung nach Kehr ist eine basische Diät, die unter anderem folgende Lebens- und Genussmittel völlig ausschließt: Zucker, Weißmehl, kohlensäurehaltige Erfrischungsgetränke, Fleisch und Milchprodukte.

Das DMSO-Kolloidales-Silber-Protokoll basiert auf drei täglichen Behandlungsphasen bei Krebs, wobei sich die Dosierungsangaben auf Menschen mit einem Körpergewicht von mindestens 60 Kilogramm beziehen.

Phase 1 (am frühen Morgen)

Einnahme von 3 Gramm MSM (= 5 Esslöffel MSM-Wasser) und 2 Esslöffel kolloidalem Silber.* Das kolloidale Silber tötet die Mykoplasmen ab und das MSM wird teilweise in DMSO umgewandelt, das das kolloidale Silber dabei unterstützt, in die Krebszellen einzudringen.

Das MSM-Wasser wird mit ausreichend destilliertem Wasser gemischt (Kehr spricht von sogenanntem Reinstwasser) und dann getrunken.

Einige Minuten nach dem MSM-Wasser trinkt man zwei Esslöffel kolloidales Silber nach, verdünnt in genügend Reinstwasser. Das kolloidale Silber sollte nicht zusammen mit dem MSM-Wasser eingenommen werden. Das MSM soll die Krebszellen öffnen, bevor das kolloidale Silber dort eintrifft.

Man kann sowohl MSM, als auch kolloidales Silber einschleichend dosieren, das heißt die Dosis kann täglich etwas gesteigert werden.

Tag	Esslöffel MSM-Wasser	Teelöffel kolloidales Silber
Tag 1	1/2	1
Tag 2	1	2
Tag 3	2	3
Tag 4	3	4
Tag 5	4	5
ab Tag 6	5	6

* R. Webster Kehr empfiehlt kolloidales Silber der Marke ASAP Plus.

Phase 2 (am frühen Nachmittag)

Am frühen Nachmittag (sechs Stunden nach Phase 1) wird die morgendliche Einnahme wiederholt.

Phase 3 (abends)

Abends, sechs Stunden nach Phase 2, folgt Phase 3 mit DMSO, Silberkonzentrat und kolloidalem Silber. Laut Kehr ist dieses Silberkonzentrat nur bei *Essense of Life* erhältlich. Die Konzentration beträgt etwa 8000 ppm Silber. Es werden nur wenige Tropfen benötigt.*

Die Abendgabe ist wiederum in drei Phasen unterteilt: Im ersten Schritt werden 15 Tropfen DMSO in ein kleines Glas oder Keramikgefäß gegeben. Es soll kein Plastik benutzt werden. Dann werden sieben Tropfen Silberkonzentrat dazugegeben. Man wartet drei Minuten ab und rührt alle 20-30 Sekunden um. Dann gibt man das Ganze in ein Glas Reinstwasser und trinkt es.

Fünf Minuten nach der Einnahme des DMSO-Silber-Konzentrat-Wassers trinkt man einen Esslöffel ASAP Plus mit reichlich Wasser. Das Silberkonzentrat und das kolloidale Silber kann man wieder über mehrere Tage einschleichend dosieren:

Tag	**DMSO in Wasser**	**Silberkonzentrat**	**Kolloidales Silber** *(ASAP Plus)*
Tag 1	15 Tropfen	2 Tropfen	1 Teelöffel
Tag 2	15 Tropfen	3 Tropfen	2 Teelöffel
Tag 3	15 Tropfen	4 Tropfen	3 Teelöffel
Tag 4	15 Tropfen	5 Tropfen	4 Teelöffel
Tag 5	15 Tropfen	6 Tropfen	5 Teelöffel
Tag 6	15 Tropfen	7 Tropfen	6 Teelöffel

Teil 2 der dritten Phase besteht in der Wiederholung von Schritt 1, eine halbe Stunde später.

Teil 3 der dritten Phase besteht in der Wiederholung von Schritt 1, eine halbe Stunde nach Schritt 2.

Autoren und Verlag weisen ausdrücklich darauf hin, dass es sich hierbei um Silbernitrat handelt, das bei Einnahme zu hoher Konzentrationen zu Argyrie führen kann:
www.essense-of-life.com/product_M-230/Silver+Concentrate.htm

Da laut Kehr auf diese Weise Krebszellen in normale Zellen zurückverwandelt werden, treten bei korrekter Anwendung keine Schwellungen oder Entzündungen auf. Die Einnahme kann auch über künstliche Ernährung oder Infusionen erfolgen.

Kehr weist auf folgende Einschränkungen hin: Krebspatienten im fortgeschrittenen Stadium, Kinder unter 12 Jahren und Schwangere sollen das Protokoll nicht anwenden. Auch soll es nicht zusammen mit verschreibungspflichtigen Arzneimitteln angewendet werden, da deren Wirkung durch MSM und DMSO verstärkt werden könnte.

Da diese Behandlung Tumore nicht schnell schrumpfen lässt, sollte sie in Fällen, in denen ein Tumor auf andere Organe drückt (Gehirntumor, Druck auf Gallengänge usw.), nicht angewendet werden. Während der Behandlung sollte man keine koffeinhaltigen Getränke zu sich nehmen.

Herstellung von MSM-Wasser

DMSO (Dimethylsulphoxid) und MSM (Methyl-Sulfonyl-Methan) sind zwei eng verwandte Moleküle, die wir täglich mit unserer Nahrung aufnehmen. Im Körper wird DMSO teilweise in MSM umgewandelt. Die Vorzüge von MSM und DMSO sind ausführlich in dem Titel *MSM – eine Super-Substanz der Natur* (Liebke 2012, VAK) beschrieben. Deshalb soll hier eine knappe Information genügen. DMSO ist zugleich fettlöslich und wasserlöslich. Deshalb dringt es leicht in die Haut ein und ist gut in den Körperflüssigkeiten transportabel. Eine besondere Eigenschaft von DMSO liegt darin, dass es andere Stoffe in tief liegende Gewebe transportiert, so auch kolloidales Silber.

DMSO wird eher äußerlich und MSM eher innerlich angewendet. DMSO hat eine schmerzlindernde und entzündungshemmende Wirkung, ist antibakteriell und unterstützt das Immunsystem. Außerdem unterstützt es die Entgiftung des Körpers.

Für die Herstellung von MSM-Wasser verwendet man die Substanz in kristalliner Form oder als Granulat. Am besten stellt man MSM-Wasser in einer knapp zwei Liter fassenden (halbe Gallone) Glasflasche her:

1. Die Glasflasche zu 2/3 mit Reinstwasser füllen.
2. Dann 5 bis 6 Esslöffel MSM-Granulat dazu geben.
3. Die Flasche verschließen und etwa eine halbe Stunde lang alle fünf Minuten gut schütteln, bis das Granulat völlig aufgelöst ist.

4. Anschließend die Flasche mit Reinstwasser auffüllen.
5. Nochmals schütteln.
6. Vor Gebrauch ebenfalls jedes Mal schütteln.

Laut Kehr enthält jeder Esslöffel dieser Lösung 0,6 Gramm MSM. Kehr nimmt täglich 10 Esslöffel MSM-Wasser zu sich, also 6 Gramm MSM.

Im Körper wird ein Teil des MSM in DMSO und umgekehrt umgewandelt. DMSO öffnet die Zellen für kolloidales Silber. Kehr geht davon aus, dass das Silberkonzentrat, das abends eingenommen wird, an DMSO bindet und von ihm in die Zellen transportiert wird.

MSM wird erst abends eingenommen, weil die daraus entstehende DMSO und DMS (Dimethylsulfid) einen unangenehmen schwefeligen Körpergeruch verursachen können. MSM verursacht zwar selbst keinen Körpergeruch, kann aber zu schlechtem Atem führen.

Kehr geht davon aus, dass sein Protokoll alle Mikroben in einer Krebszelle tötet und zwar schneller, als sie sich vermehren können. Deshalb erfolgt die Anwendung dreimal täglich.

Kolloidales Silber ist sicher

Die Fragen möglicher Nebenwirkungen und Resistenzbildungen werden in *Immun mit kolloidalem Silber* sehr ausführlich behandelt. Deshalb soll hier eine kurze Übersicht genügen.

Auch wenn es sich gewagt anhört: Kolloidales Silber *ist* sicher. Wird es mit Bedacht gebraucht, sind Nebenwirkungen kaum zu befürchten und auch Wechselwirkungen mit anderen Medikamenten wurden bisher nicht beschrieben. Es gibt nur eine Gegenanzeige für die Einnahme von kolloidalem Silber, und zwar eine fortgeschrittene (schwere) Funktionseinschränkung der Niere (Niereninsuffizienz). Hier – und nur hier – kann es zu der sogenannten Argyrie kommen, die äußerlich an einer Grauverfärbung der Haut erkennbar ist.

Generell muss natürlich ein verantwortungsvoller Umgang mit Silberwasser vorausgesetzt werden, nach dem Motto: „*So viel wie nötig und so wenig wie möglich.*“ Immer wieder verwirrend in der Diskussion um die angebliche Gefahr, die von kolloidalem Silber ausgehen soll, ist die Tatsache, dass Autoritäten genauso wie selbst ernannte Gesundheitswächter zwar von harmlosem kolloidalem Silber sprechen, aber gefährliche Silbersalze und -proteine usw. meinen. Das machen sogar Behörden wie die amerikanische FDA, von denen man eigentlich Objektivität erwarten sollte. Sie sind offenbar nicht bereit, den Unterschied sehen zu wollen.

Eine große Schuld daran, dass auch elementares kolloidales Silber immer wieder in Verruf gerät, tragen aber auch solche Anbieter, die es als Allheilmittel bewerben. Auch gibt es schwarze Schafe, die Silbersalze oder Silberproteine als kolloidales Silber anpreisen. Kein Wunder, dass sich Kritiker mit Vergnügen darauf stürzen, zu einem Rundumschlag ausholen und in einem Abwasch dann gerne gleich auch elementares kolloidales Silber verunglimpfen. Auch aus der Vergangenheit gibt es Altlasten, denn früher ging man noch sehr unkritisch mit kolloidalem Silber um und verwendete oft Silbersalze und Silberproteine, die aufgrund des sehr hohen Silbergehalts tatsächlich zu Argyrien führen konnten.

Eine Argyrie ist eine gravierende Nebenwirkung. Dabei handelt es sich nämlich um eine irreversible graublaue Verfärbung der Haut und der Schleimhäute, die auf Silberablagerungen beruht. Zwar beeinträchtigt eine Argyrie nicht die Gesundheit, sie stigmatisiert Betroffene aber aufgrund der auffälligen Hautveränderung. Andererseits muss man schon über einen langen Zeitraum hinweg regelmäßig sehr große Mengen Silberverbindungen aufnehmen, um eine Argyrie hervorzurufen.

In diesem Zusammenhang muss man sich vor Augen führen, dass ein sogenannter „Silbercluster", also ein Verband aus Silberatomen, im kolloidalen Silber nur die Größe von etwa 18 Atomen hat und somit absolut nierengängig ist. Dies bedeutet, dass kolloidales Silber problemlos über die gesunden Nieren ausgeschieden wird und sich nicht im Körper ansammelt (vgl. Kapitel *Silber wird problemlos über Urin und Stuhl ausgeschieden*). Eine Argyrie kann nur in zwei Situationen auftreten:

1. Bei einer schweren Funktionseinschränkung der Niere (Niereninsuffizienz) und
2. bei falscher Herstellung des kolloidalen Silbers zum Beispiel mit nicht destilliertem Wasser oder durch Zugabe von Salz (Bildung von Silbersalz-Komplexen).

In Deutschland ist bislang nur ein einziger Fall von durch kolloidales Silber verursachter Argyrie aufgetreten, welche allerdings wissentlich vom betroffenen Patienten in Kauf genommen wurde. Es handelte sich um einen Pastor im Ruhestand, der aufgrund seiner Prostatavergrößerung seit Jahren mit Harnwegsinfekten zu kämpfen hatte, zumal er außerdem Träger eines Dauer-Blasenkatheters war. Als seine Infektanfälligkeit nach unzähligen Antibiotikagaben zunahm, antibiotikaresistente Keime festgestellt wurden und obendrein die Nierentätigkeit immer mehr eingeschränkt war, fragte seine Betreuerin bezüglich der Einnahme von kolloidalem Silber um Rat. Sie wurde auf die in diesem Fall gegebene Gefahr einer Argyrie aufmerksam gemacht.

Wenige Tage später teilte sie mit, dass der Patient das Argyrie-Risiko gerne auf sich nehmen würde, um die Infektionen loszuwerden und an Lebensqualität zu gewinnen. Sie begann also bei dem 87-Jährigen mit der Silbertherapie. Die Infektionen waren schnell besiegt, die Lebensqualität stieg um ein Vielfaches. Nach etwa einem halben Jahr traten die ersten grauen Verfärbungen auf, die der Patient aber bis zu seinem Tod mit 89 Jahren gerne in Kauf genommen hat.

Auch die von der amerikanischen Gesundheitsbehörde FDA veröffentlichten höchstzulässigen Tagesdosen (über einen längeren Zeitraum hinweg) geben hinsichtlich elementaren kolloidalen Silbers eher Entwarnung als Grund zur Beunruhigung:

Demnach sollte die dauerhafte Tagesdosis zum Beispiel kleiner sein als:

350 Mikrogramm für einen 70 kg schweren Menschen oder
25 Mikrogramm für ein 5 kg schweres Kind.

Auch die immer wieder gerne zitierte Rosemary Jacobs ist nach eigener Aussage *nicht* Opfer von kolloidalem Silber geworden – sondern von Silbernitrat, also einem Silbersalz. Auch die Geschichte des als *Blue Man* bezeichneten US-amerikanischen Politikers Stan Jones war zum größten Teil eine Zeitungsente. Angeblich hatte er durch die Einnahme von kolloidalem Silber eine Argyrie entwickelt. Tatsächlich hatte er aber über Jahre hinweg hochdosierte Silberlösungen mit Leitungswasser und Salzzugabe hergestellt und getrunken. Zudem handelte es sich bei der Argyrie nach eigener Aussage um unbedeutende Verfärbungen an wenigen Stellen, die nur gelegentlich sichtbar waren. Die Presse hatte den Fall hochgespielt und die Tatsachen stark verdreht. Der Betroffene schwor übrigens weiterhin auf Silber, stellte das Silberwasser fortan aber korrekt her.

Mitunter heißt es, silberne Akupunkturnadeln könnten Schwarzfärbungen der Einstichstellen verursachen und in Extremfällen sollen auch bei der Wundbehandlung mit Silberprodukten eine lokale Argyrie oder Hautirritationen beobachtet worden sein. Prinzipiell hat die Wundbehandlung mit Silber aber nachgewiesenermaßen einen großen Nutzen und birgt kaum ein Risiko.

Allergien werden durch Silber so gut wie nie ausgelöst. Nur bei Menschen, die dauerhaft sehr hohen Silberkonzentrationen ausgesetzt sind (z. B. Arbeiter in Silberminen), wurden sie beobachtet. Bei Allergien auf Silberschmuck ist nicht das Silber der Übeltäter, sondern es sind die darin enthaltenen Nickelverunreinigungen.

Bei Patienten, deren Verbrennungen mit einer Silbersalbe behandelt worden waren, fand man bis zu 60 Mikrogramm Silber pro Deziliter (= 100 ml) im Serum und bis zu 1,1 Milligramm im 24-Stunden-Urin. Bei all diesen Patienten waren keine Nebenwirkungen aufgetreten und es gibt keine Hinweise für eine Schädigung von Leber oder Nieren durch Silber.

Bei längerfristiger Einnahme größerer Mengen kolloidalen Silbers können möglicherweise auch nützliche Bakterien des Verdauungstraktes abgetötet werden. Ist das geschehen, kann man die natürliche Flora mit probiotischem Joghurt wieder ins Gleichgewicht bringen.

Ein weiterer möglicher Effekt, der eher als Wirksamkeitsnachweis, denn als Nebenwirkung zu bewerten ist, ist die sogenannte Jarisch-Herxheimer-

Reaktion. Damit ist die Reaktion des Organismus auf die Ausschüttung großer Mengen an Bakteriengiften gemeint, die durch das Abtöten von Krankheitskeimen, zum Beispiel durch kolloidales Silber, plötzlich freigesetzt werden können. Man hat das Gefühl, als würde sich die Krankheit verschlimmern (Erstverschlimmerung). Anzeichen einer Jarisch-Herxheimer-Reaktion sind Fieber, Müdigkeit und grippeähnliche Symptome. Kommt es dazu, kann man die Einnahme von kolloidalem Silber aussetzen, bis die Symptome verschwunden sind.

Oft kam es zu einer Erstverschlimmerung, wobei ich und mein Partner keine hatten, jedoch Bekannte von uns, bei denen die psychische Verfassung jedoch auch eine Rolle spielte. 😐

In der Fragebogenaktion (siehe Kapitel *Große Fragebogenaktion zu kolloidalem Silber*) wurde auch nach der Verträglichkeit von kolloidalem Silber und nach eventuellen Nebenwirkungen gefragt. 82 % der Einsender vertragen kolloidales Silber sehr gut, 15 % gut und nur je einer schlecht oder gar nicht. So verspüren auch 85 % der Anwender von kolloidalem Silber gar keine Nebenwirkungen. Von einer derart guten Verträglichkeit kann man bei einem Arzneimittel nur träumen. Und trotzdem *wirkt* kolloidales Silber, was ebenfalls aus den vielen Einsendungen hervorgeht.

Um objektiv zu bleiben, wurden auch Nennungen unerwünschter Wirkungen wie die folgende Nebenwirkung berücksichtigt:

Einzige Nebenwirkung: Ab und zu eine Abneigung, es einzunehmen; dann habe ich kurz pausiert. ☹

Nicht immer kann man Nebenwirkungen eindeutig zuordnen. Deshalb haben einige Einsender darauf aufmerksam gemacht, dass sie *glauben*, Nebenwirkungen bemerkt zu haben. Andere haben keine Wirksamkeit verspürt. Das war beispielsweise bei langwierigen Erkrankungen wie Pilzbefall oder Dornwarzen der Fall, wenn die Behandlung erst kurze Zeit durchgeführt worden war.

Bei Hautpilz habe ich mit kolloidalem Silber keine guten Erfahrungen gemacht. Ich habe ihn äußerlich betupft, mehrere Tage lang. Innerlich habe ich Silberwasser eingenommen. Er ist immer noch da, allerdings ist er etwas blasser geworden. 😐

Auch die oben genannte Tatsache, dass 97 % der Anwender kolloidales Silber sehr gut oder gut vertragen, belegt, dass es sich nicht um gravierende Vorkommnisse handeln kann. Hier folgen nun einige typische Nebenwirkungen, wie sie von den Einsendern beschrieben wurden:

☹ Nach der Einnahme von täglich 3-mal 2 Esslöffel kolloidalem Silber hatte ich im zweiten Monat ein sehr seifiges Gefühl im Mund. Dazu muss ich aber sagen, dass ich mich basisch ernähre.

☹ Ich glaube, unter Darmstörungen, Gasen und Blähungen gelitten zu haben. (*Anmerkung der Autoren*: Vermutlich wurde in diesem Fall das kolloidale Silber nicht auf nüchternen Magen eingenommen, sodass Anteile in den Dickdarm gelangen konnten.)

☹ Bei höheren Konzentrationen (z. B. bei 50 ppm) bekomme ich Verstopfung.

☹ Bei oraler Einnahme größerer Mengen hatte ich ein leicht flaues Gefühl im Magen. Doch das war mit Joghurt gut in den Griff zu bekommen.

Für viele Patienten endet ein Krankenhausaufenthalt tödlich, weil sie dort mit Keimen infiziert werden, die oft gegen mehrere Antibiotika gleichzeitig resistent sind. Man spricht bei solchen, im Krankenhaus erworbenen Infektionen von Nosokomialinfektionen.

Immerhin stecken sich bis zu 10 % aller Krankenhauspatienten dort an und sogar 25 % aller Intensivpatienten. Man stelle sich vor, normalerweise sterben etwa 23 % der Patienten, die an einer Pneumokokkenpneumonie (Lungenentzündung durch Streptococcus pneumoniae) erkranken. Von den Patienten, die auf einer Intensivstation damit infiziert werden, sterben daran aber sogar etwa 60 %. Infolge katheterbedingter Infektionen (Herzkatheter usw.) sterben in Deutschland jährlich mehr Menschen als im Straßenverkehr.

Diese Antibiotikaresistenzen werden hauptsächlich durch den heute immer noch weit verbreiteten unkritischen Gebrauch dieser einstigen vermeintlichen Wunderwaffen gefördert. Aber auch für Pilze mehren sich die Hinweise auf Resistenzbildungen gegen die zu ihrer Bekämpfung entwickelten Arzneimittel (Antimykotika).

Da kann kolloidales Silber eine hilfreiche Alternative sein, denn es wirkt auch gegen resistente Stämme. Nun wäre es aber falsch zu behaupten, es gäbe keine Resistenzbildung gegen Silber. Es gibt sie, aber sie ist äußerst selten. Das liegt möglicherweise auch daran, dass Silber auf mehreren Ebenen wirkt (siehe Kapitel *Kolloidales Silber erstickt Krankheitserreger*), Antibiotika aber nur einen Wirkmechanismus haben.

Zu den silberresistenten Keimen gehören einige Enterobakterien (viele davon sind Darmbakterien und können ernsthafte Krankheiten auslösen) und Klebsiella pneumoniae (Auslöser von Lungenentzündungen). Ein Patient verstarb sogar an einer Salmonellenform, die resistent gegen Silberionen war. Auch folgende Keime sollen Silberresistenzen entwickeln können: Citrobacter freundii (kann Harnwegsinfekte auslösen), Proteus mirabilis und Enterobacter cloacae (ist Teil der Darmflora und kann eitrige Entzündungen außerhalb des Darms oder Blutvergiftungen verursachen).

Nanosilber – ein neuer Name für eine altbewährte Substanz

Wie schon erwähnt, ist kolloidales Silber nur eine Form von Nanosilber, also Silberpartikeln einer Größe von einem bis zu mehreren Nanometern. Während kolloidales Silber bereits seit Jahrzehnten bekannt ist, ist der Begriff Nanosilber recht jung. Er entstand im Rahmen der ebenfalls sehr jungen Nanotechnologie, die sich mit unterschiedlichen Stoffen im milliardstel Meterbereich befasst. Die Nanotechnologie hat diverse neue Werkstoffe hervorgebracht, die bisher noch unbekannte Eigenschaften aufweisen.

Wie alles, was neu ist, so löst auch die Nanotechnologie bei vielen Menschen Ängste aus. Befürchtungen, die nicht immer unbegründet sein müssen. Da die physikalischen Eigenschaften und das Verhalten neuer Nanopartikel kaum erforscht sind, sind auch Schäden für zum Beispiel die Gesundheit nicht auszuschließen, wenn unsere Umwelt unkritisch mit noch nicht ausreichend erforschten Nanopartikeln überschwemmt wird. Deshalb sind Bedenken gegen neue Technologien und deren mögliche Folgen durchaus berechtigt und wünschenswert.

In diesem Zusammenhang wird auch immer wieder diskutiert, ob kolloidales Silber dann nicht auch schädlich sein müsse. Diese Frage lässt sich kurz und knapp beantworten: Nur weil man es neuerdings mit einem Trendbegriff, nämlich Nanosilber belegt hat, muss das altbewährte Silberwasser nicht gleich schädlich sein. Im Gegenteil, die bedarfsweise Einnahme von kolloidalem Silber kann nicht mit der dauerhaften Exposition von Nanosilber (zum Beispiel durch Kleidungsstücke oder an einem entsprechenden Arbeitsplatz) oder dem breiten Einsatz neu geschaffener Nanostoffe verglichen werden. Therapeutisch angewandtes kolloidales Silber ist hingegen seit Jahrzehnten bewährt und wird ja gezielt und nur bei Bedarf über einen kurzen Zeitraum in kleinen Mengen eingenommen. Dafür sind keine oder allenfalls leichte Nebenwirkungen bekannt.

Im Jahre 2011 gingen Schweizer Wissenschaftler (Nowack et al 2011) der Frage nach, worin die Angst vor Nanosilber begründet ist und ob sie gerechtfertigt sein kann. Sie weisen darauf hin, dass Nanosilber schon seit mehr als einhundert Jahren genutzt wird und beispielsweise 49 der von der amerikanischen Umweltbehörde EPA zugelassenen Biozide Nanosilber enthalten, also offiziell als sicher gelten. 43 weitere wirken mittels Freisetzung von Silberionen. Sie betonen, dass es falsch ist, wenn Wissenschaftler und Behörden

Nanosilber als neue Chemikalie mit unbekannten Eigenschaften bezeichnen und es automatisch als gesundheitsschädlich einstufen, nur weil sich die Bezeichnung neuerdings in „Nano" geändert hat.

Sie widerlegen in ihrer Studie die drei häufigsten Argumente:

a. Nanosilber sei neu,

b. es werde erst seit wenigen Jahren eingesetzt und

c. bisherige Risikobewertungen bezögen sich lediglich auf konventionelle Silbermaterialien und Silberionen.

Diese Bewertungen träfen also nicht auf Nanosilber zu, von dem heute jährlich etwa 320 Tonnen produziert werden. Nicht das Produkt ist neu, sondern nur der Name.

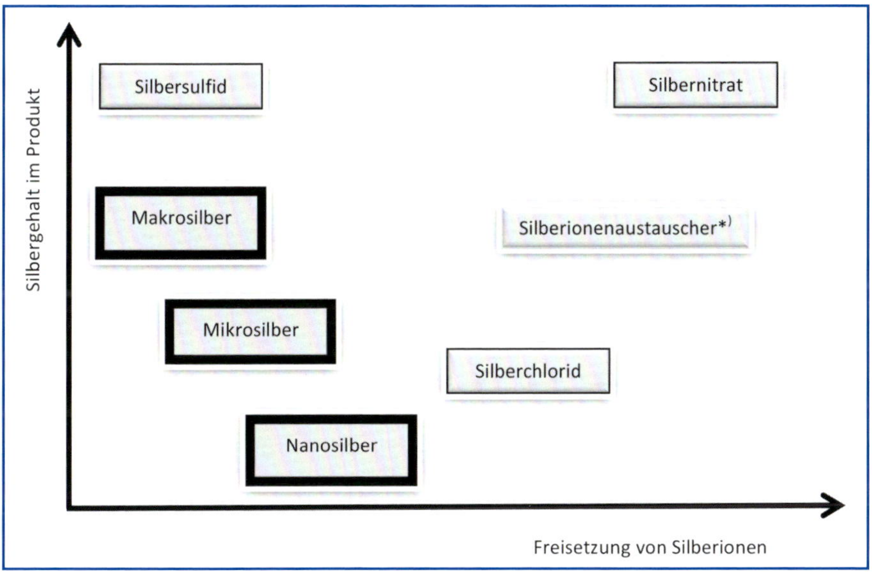

Grob schematische Darstellung der Silberfreisetzung und benötigten Silbermenge in Produkten mit biozider Silberwirkung (stark verändert nach: Nowack et al. 2011).
Dünner schwarzer Rahmen = Silbersalze
dicker schwarzer Rahmen = metallisches Silber
***) = Zeolit, Zirkoniumphosphat, Glas**

Die Tatsache, dass Nanosilber seit Jahrzehnten in Wasserfiltern verwendet wird, ohne dass Umweltbelastungen oder Gesundheitsprobleme auftraten, deutet darauf hin, dass es keine unerwünschten Umweltbelastungen- oder

Gesundheitseffekte gibt. Im Gegenteil, es wurde sogar konkret nachgewiesen, dass „kolloidales Nanosilber ungiftig ist“ (Maneewattanapinyo et al. 2011).

So geben die erwähnten Schweizer Wissenschaftler zu bedenken, was aktuelle Untersuchungen gezeigt haben: Unter realen Bedingungen wird Nanosilber in der Umwelt rasch in Silbersulfid umgewandelt, das keinen messbaren Einfluss auf Kläranlagen hat.

Eine andere Untersuchung (Maass 2008) hat gezeigt, dass Silbernanopartikel in der Natur (in Erde oder Wasser) schon innerhalb weniger Tage zu größeren Silberpartikeln zusammenklumpen. In Erde entstanden beispielsweise innerhalb einer Woche aus Partikeln einer Größe von weniger als zwei Nanometern etwa 11 bis 35 Nanometer große Partikel. Nach drei Wochen waren sie bereits auf 1,7 bis 2 Mikrometer also die tausendfache Größe angewachsen. Diese weisen kaum oder allenfalls geringe biologische Aktivität auf.

Silber wird problemlos über Urin und Stuhl ausgeschieden

Es steht außer Frage: Silber wird von gesunden Menschen problemlos über Urin und Stuhl ausgeschieden. Das ergibt sich schon alleine aus der Tatsache, dass sich andernfalls das täglich mit der Nahrung aufgenommene Silber in unserem Körper anreichern würde und irgendwann jeder Mensch eine Argyrie entwickeln müsste.

Immerhin nehmen wir jeden Tag mit unserer Nahrung bis zu 90 Mikrogramm Silber auf und die zulässigen Höchstwerte für Trinkwasser liegen in Deutschland bei 100 Mikrogramm pro Liter, in den USA bei der Hälfte. Die Konzentration an Nanosilber im Oberflächenwasser der USA wird auf 0,09 bis 0,43 Nanogramm pro Liter geschätzt. Die Gesamtkonzentration an Silber im Oberflächenwasser in Europa wird mit 40 bis 320 Nanogramm pro Liter angenommen. Aus dem Trinkwasser werden etwa zehn Prozent des darin enthaltenen Silbers vom Körper aufgenommen.

Der durchschnittliche Silbergehalt in einem Liter Blut beträgt weniger als ein Mikrogramm und im Körpergewebe sind es zehn Nanogramm pro Gramm. Bei Arbeitern, die ständig hohen Silberkonzentrationen ausgesetzt waren, fand man jedoch Konzentrationen von elf Mikrogramm pro Liter Serum, die allerdings ohne Krankheitswert waren. Andere Wissenschaftler fanden folgende natürliche Werte:

Blut	weniger als 2,3 Mikrogramm pro Liter
Urin	weniger als 2 Mikrogramm pro Tag
Leber	weniger als 0,05 Mikrogramm pro Gramm Feuchtgewebe
Niere	weniger als 0,05 Mikrogramm pro Gramm Feuchtgewebe

Es gibt keine breit angelegten Studien zum Stoffwechsel von kolloidalem Silber. Allerdings hat Dr. Roger Altman 1999 in einem wissenschaftlich angelegten Selbstversuch nachgewiesen, dass selbst nach Einnahme von täglich 1 Milligramm kolloidalem Silber (einen Monat lang) beziehungsweise 2,34 Milligramm (in der restlichen Zeit), alles komplett wieder ausgeschieden wird. Dabei machte er die Beobachtung, dass bis zum Erreichen eines Gleichgewichts (Ausscheidungsmenge = Einnahmemenge) während der ersten Tage die größte Menge kolloidales Silber über den Urin ausgeschieden wird.

Nach einer mehrtägigen Übergangszeit wird dann die größte Menge über den Stuhl ausgeschieden, was auf zwei unterschiedliche Mechanismen hindeutet.

Außerdem stellte er fest, dass die Silberausscheidung über den Urin proportional zur Flüssigkeitsaufnahme (mehrere Liter Wasser) steigt.

Altmann schließt daraus, dass korrekt zubereitetes kolloidales Silber nicht im Körper angereichert wird und er fand keine Hinweise darauf, dass Silber in Haaren und Fingernägeln abgelagert wird. Das Silber wird hingegen ganz offensichtlich im gleichen Verhältnis vom Körper ausgeschieden, wie man es ihm zuführt.

Nach Beendigung der Aufnahme von kolloidalem Silber über einen längeren Zeitraum hinweg, ist die Hälfte in knapp drei Wochen ausgeschieden und nach etwa drei Monaten das gesamte kolloidale Silber. Dieser Prozess lässt sich durch das Trinken von viel Flüssigkeit beschleunigen.

Große Fragebogenaktion zu kolloidalem Silber

Anfang 2006 hat der VAK-Verlag eine Fragebogenaktion bei Anwendern von kolloidalem Silber durchgeführt. Sie wurden gebeten, Ihre ganz persönlichen Erfahrungen mitzuteilen. Die Resonanz war erfreulich groß. Insgesamt wurden 79 Fragebögen zurückgeschickt und zahlreiche Krankheiten aufgeführt, bei denen kolloidales Silber erfolgreich eingesetzt wird, teilweise mit sehr ausführlichen Fallberichten. Einzelne Beispiele wurden bereits bei den jeweiligen Krankheitsbildern aufgeführt. Hier folgt nun eine allgemeine Auswertung.

Der Anteil der Frauen, die sich an der Aktion beteiligten, lag bei 54 %, der der Männer entsprechend bei 46 %. Die meisten sind zwischen 40 und 60 Jahre alt.

Da auf einige Fragen mehrere Antworten möglich waren, gingen mehr als 200 Hinweise zur Behandlung von Krankheiten mit kolloidalem Silber ein. Dabei ist zu berücksichtigen, dass es sich um frei formulierte Antworten handelte und manche Krankheitsbilder öfters mit unterschiedlichen Namen belegt wurden. Jedenfalls spiegeln die Antworten das breite Einsatzspektrum von kolloidalem Silber wieder. Die von den Teilnehmern der Fragebogenaktion mitgeteilten Erfahrungen lassen sich in den folgenden Krankheitsgruppen zusammenfassen:

Ganz weit oben stehen Erkrankungen der Atemwege (Hals und Lunge) mit 24 %. Nimmt man Nase und Stirnhöhle dazu, sind es sogar 30 %.

Auch bei Erkrankungen der Haut wird kolloidales Silber häufig verwendet (17 % der Nennungen). Nimmt man hier die Berichte zu Wunden und Verletzungen dazu, sind es 22 %. Bei Erkrankungen in der Mundhöhle (Mund und Zähne, ohne Rachen) wird kolloidales Silber von 7 % der Einsender eingesetzt.

Pilzbefall wurde bei der Auswertung als eigenständiger Block gewertet. Es handelt sich um eine übergreifende „Indikation“, da prinzipiell jeder Körperteil befallen werden kann. Immerhin rücken 7 % der Anwender Pilzen mit kolloidalem Silber zu Leibe.

Magen-Darm-Erkrankungen wurden von 6 % der Einsender genannt. Die restlichen Nennungen entfallen auf diverse andere Krankheiten.

Interessanterweise gab es auch zahlreiche Erfahrungsberichte zum Einsatz von kolloidalem Silber bei Tieren und Pflanzen. Das Interessante daran ist, dass man bei beiden einen Plazeboeffekt (Einbildung) gänzlich ausschließen kann.

Es trafen keinerlei negative Bewertungen ein (vgl. aber Kapitel *Kolloidales Silber ist sicher*).

Verlag und Autoren danken den Einsendern sehr herzlich für Ihre Mühe und Unterstützung und freuen sich auf weitere Erfahrungsberichte. Wenn auch Sie uns Ihre Erfahrungen mit kolloidalem Silber mitteilen wollen, können Sie gerne den folgenden Fragebogen kopieren oder sich an den Fragen darin orientieren.

1. *Persönliche Angaben:*
   Initialen: ______________________
   Geschlecht: ______________________
   Alter: ______________________
2. *Wie haben Sie kolloidales Silber kennen gelernt?*
   ____
   ____
   ____
   ____
3. *Seit wann verwenden Sie kolloidales Silber? (Monat und Jahr)*
   ____
   ____
4. *Verwenden Sie kolloidales Silber*
   ❑ regelmäßig oder ❑ unregelmäßig?
5. *Wie oft verwenden Sie kolloidales Silber?*
   ❑ täglich
   ❑ wöchentlich
   ❑ monatlich
   ❑ andere Antwort:
   ____
   ____

6. *Bei welchen Beschwerden verwenden Sie kolloidales Silber und in welcher Konzentration?*

   Bei ______________________________

   verwende ich ______ ppm, und zwar ______ ml.

   Bei ______________________________

   verwende ich ______ ppm, und zwar ______ ml.

7. *Hier können Sie Ihre Erfahrungen mit kolloidalem Silber schildern:*

   ____

   ____

   ____

   ____

8. *Stellen Sie kolloidales Silber selbst her?*

   ❑ ja ❑ nein

   Wenn ja, mit welchem Generator stellen Sie es her?

   ____

   Wenn nein, woher beziehen Sie kolloidales Silber?

   ____

9. *Wie gut vertragen Sie kolloidales Silber?*

   ❑ sehr gut ❑ gut ❑ schlecht ❑ gar nicht

10. *Haben Sie Nebenwirkungen gespürt?*

    ❑ nein ❑ ja, und zwar:

    ____

Falls der Platz hier nicht ausreicht, dürfen Sie uns weitere Erfahrungen gerne auf einem Extra-Blatt mitteilen!

Ich bin einverstanden, dass mein Erfahrungsbericht anonym abgedruckt werden darf.

Ort, Datum

____

Unterschrift

____

Autoren und Verlag danken Ihnen, dass Sie sich Zeit genommen haben, den Fragebogen auszufüllen. Wenn Sie einverstanden sind, dass wir Ihre Erfahrungen in einem zukünftigen Buch über kolloidales Silber oder im Internet abdrucken, bitten wir Sie uns diesen Fragebogen unterschrieben zurückzuschicken. Als Dankeschön für Ihre Mühe verlosen wir unter allen Einsendern zweimal jährlich zehn Bücher aus unserer beliebten Reihe *VAK Concept*. (Bitte vergessen Sie Ihren Absender nicht.)

Schicken Sie Ihren Erfahrungsbericht bitte an:
VAK Verlags GmbH
Stichwort „Kolloidales Silber“
Eschbachstraße 5
79199 Kirchzarten, Deutschland
Fax. + 49 (0) 7661/9871-99
E-Mail: info@vakverlag.de, Internet: www.vakverlag.de

Die Darmsanierungstrias zur Pflege des Immunsystems

Häufige Infekte, aber auch Allergien, deuten auf ein geschwächtes Immunsystem hin. Etwa achtzig Prozent dieses Abwehrsystems sitzen in der Darmschleimhaut.

Das darmabhängige Immunsystem benötigt für seine Funktion eine gesunde und ausgeglichene Flora darmfreundlicher Bakterien, sogenannte Probionten. Diese kommunizieren über Botenstoffe ständig mit den Lymphfollikeln in der Darmschleimhaut. Ist nun der Darm verschlackt oder die Darmflora gestört, fehlt diese Kommunikation und die Tätigkeit des Immunsystems wird in zwei Richtungen fehlerhaft: Es kommt entweder zu einer Schwächung und damit zu erhöhter Infektanfälligkeit, oder es kommt zu Überreaktionen, welche sich dann als Allergien äußern.

In beiden Richtungen bietet sich eine Darmsanierung in drei Schritten an, die beispielsweise bei Allergien zu durchschlagenden Erfolgen führen kann.[1]

1. Schritt: Am Anfang steht die Durchführung einer dreimonatigen Darmreinigungskur mit Kräuterkraft. Hierfür werden verschiedene Quellkräuter verwendet, welche die Schlacken an der Darmschleimhaut „wie mit einer Bürste" von oben nach unten abtransportieren. Begonnen werden sollte die Kur im Dezember, um den allergieauslösenden Pollen zuvorzukommen!

2. Schritt: Etwa fünf Wochen nach Beginn der Kur wird eine Eigenblutbehandlung mit einem Medikament durchgeführt, das ein Lysat aus dem Colibakterium enthält. Hierdurch wird, vereinfacht gesagt, die Kommunikation der Probionten mit den Lymphfollikeln in der Darmschleimhaut (also den Immunsystemanteilen) wiederhergestellt und die Darmschleimhaut gepflegt und „repariert". Die Durchführung erfolgt zweimal wöchentlich, insgesamt zehnmal.

3. Schritt: Gegen Ende der Darmkur wird die Darmflora über zwei bis drei Wochen durch Einnahme von Probionten (darmfreundliche

[1] Diese Darmsanierungstrias geht auf den amerikanischen Arzt Dr. Gray zurück und wurde in Deutschland von Uwe Reinelt weiterentwickelt. Nähere Informationen erhalten Sie direkt beim Autor.

Bakterien) wieder aufgebaut. Hierzu gibt es vielfältige Möglichkeiten: Lassen Sie sich in der Apotheke beraten. Die zusätzliche Einnahme von probiotischen Joghurts, diese enthalten lebende nützliche Bakterien, ist hilfreich. Es ist aber auch enorm wichtig, Faktoren zu vermeiden, die das Immunsystem schädigen (z. B. Nikotin, Alkohol und Stress).

In seiner Heilpraxis erfährt der Autor Uwe Reinelt täglich, wie wichtig ein gesundes Immunsystem ist und welche Rolle kolloidales Silber dabei spielen kann. Besonderes Zeugnis legen seine „Silberfamilien" davon ab. Es ist immer wieder faszinierend und natürlich motivierend zu hören, was Eltern berichten, die selbst kolloidales Silber anstelle von Antibiotika nehmen und dies auch Ihren Kindern verabreichen. Daraus kann man schließen, dass wirklich gesunde Kinder jene Kinder sind, die nicht „steril" gehalten werden, sondern jene, die Dinge eben nicht nur aus Neugier in den Mund stecken, sondern damit unbewusst auch ihr Immunsystem schulen. Gibt man ihnen bei einer bakteriellen Infektion statt Antibiotika kolloidales Silber, so wird diese effektiv bekämpft, und zwar ohne dass das darmabhängige Immunsystem geschädigt wird.

Häufig gestellte Fragen

Immer wieder werden Fragen an Verlag und Autoren gerichtet. Die häufigsten dieser Fragen werden nachfolgend in Kürze beantwortet.

Ich habe mir kolloidales Silber in Pulverform gekauft. Wie muss ich es einnehmen?
Kolloidales Silber in Pulver- oder Tablettenform gibt es nicht! Kolloidales Silber ist eine Suspension von kleinsten Teilchen elementaren Silbers (Nanosilber) in destilliertem Wasser. Werden Pulver oder Tabletten als kolloidales Silber angeboten, enthalten sie wahrscheinlich Silbersalze oder Silberproteine. Solche Mittel sind im Sinne der hier erörterten Heilwirkungen nicht geeignet.

Wo bekomme ich das beste kolloidale Silber?
Am besten stellen Sie kolloidales Silber selbst mit einem genormten Silbergenerator her. Beachten Sie die mitgelieferte Gebrauchsanweisung und verwenden Sie nur reinste Silberstäbe aus 99,99 % Silber und destilliertes Wasser.

Beim Kauf von kolloidalem Silber sollten Sie vorsichtig sein. Oft werden Silberverbindungen statt elementaren Silbers angeboten. Lassen Sie sich detaillierte Informationen vom Anbieter geben.

Was muss ich bei den Silberstäben beachten?
Sie müssen absolut rein sein und aus 99,99-prozentigem Silber bestehen. Wenn die Silberstäbe so dünn sind, dass sie fast brechen, müssen sie ausgewechselt werden. Reinigen Sie sie nach jedem Gebrauch gründlich mit Küchenpapier, aber auf keinen Fall mit Silberputzmitteln.

Ich habe Amalgamfüllungen. Darf ich trotzdem kolloidales Silber trinken?
Selbstverständlich. Normalerweise kommt kolloidales Silber bei der Einnahme nicht oder nur sehr kurz mit den Zahnfüllungen in Kontakt. Dann passiert gar nichts. Wenn Sie Amalgamfüllungen haben und eine Reaktion mit Silber befürchten, sollten sie auf eine Mundspülung mit kolloidalem Silber jedoch verzichten. Allerdings liegen Autoren und Verlag bisher keine Meldungen über Reaktionen von kolloidalem Silber mit Amalgam vor.

Wann wird kolloidales Silber am besten eingenommen?
Kolloidales Silber nimmt man stets auf nüchternen Magen ein. Man sollte mindestens eine halbe Stunde vorher und nachher nichts essen und zehn Minuten vorher und nachher kein Mineralwasser trinken.

Verträgt sich kolloidales Silber mit Arzneimitteln?
Es liegen Verlag und Autoren keine Meldungen über Wechselwirkungen mit Arzneimitteln vor. Im Gegenteil: Es ist bekannt, dass sich Arzneimittel wie Antibiotika oder Antimykotika einsparen lassen, wenn man zusätzlich kolloidales Silber anwendet.

Trotzdem sollten Sie kolloidales Silber immer auf nüchternen Magen einnehmen und nur im Abstand von einer halben Stunde zu Arzneimitteln.

Welches Wasser darf ich für die Herstellung von kolloidalem Silber verwenden?
Zur Herstellung von kolloidalem Silber darf nur destilliertes oder zweifach destilliertes Wasser verwendet werden. Andernfalls können unerwünschte Silberverbindungen entstehen. Destilliertes Wasser aus Supermärkten für Bügeleisen oder Autobatterien ist nicht geeignet, weil es Schwermetalle enthalten kann.

Auf gar keinen Fall darf Salz bei der Herstellung von kolloidalem Silber verwendet werden.

Ist destilliertes Wasser denn nicht ungesund?
Früher nahm man an, dass destilliertes Wasser gesundheitsschädlich sei. Das trifft nicht zu und für die Zubereitung von kolloidalem Silber ist es sogar ein Muss. Besser noch als einfach destilliertes Wasser ist zweifach destilliertes Wasser (Aqua bidestillata), um jegliche Verunreinigungen auszuschließen.

Darf man kolloidales Silber auch während der Schwangerschaft und Stillzeit trinken?
Während der Schwangerschaft muss man prinzipiell mit der Einnahme von Arznei- oder Heilmitteln besonders vorsichtig sein. Verlag und Autoren liegen keine Erfahrungen, aber auch keine Berichte über unerwünschte Wirkungen von kolloidalem Silber während der Schwangerschaft oder der Stillzeit vor. Deshalb wird zur Sicherheit empfohlen, dass Schwangere und Stillende mit der Einnahme von kolloidalem Silber pausieren oder Rücksprache mit Ihren Ärztinnen oder Ärzten halten.

Wie lange kann man kolloidales Silber aufbewahren?
Man sollte kolloidales Silber möglichst immer frisch herstellen. In dunklen metallfreien Glasflaschen aus der Apotheke (keine Plastik- oder Metallgefäße) kann man das Silberwasser aber etwa drei Wochen lang ohne nennenswerten Wirkungsverlust aufbewahren. Wählen Sie einen dunklen, kühlen Standort. Sie sollten kolloidales Silber aber nicht im Kühlschrank oder in der Nähe anderer elektromagnetischer Quellen (Fernseher, Basisstation von schnurlosen Telefonen usw.) aufbewahren.

Gibt es eine Standarddosierung für kolloidales Silber?
Die wirksame Dosierung eines Heilmittels hängt immer von verschiedenen Faktoren ab, wie Art und Intensität der Krankheit, Immunstatus und Körpergewicht des Patienten und vielen mehr.

Für kolloidales Silber kann man sich aber eine Faustregel merken, die als Orientierung dienen kann: zwei Milliliter zu 25 ppm pro Kilogramm Körpergewicht. Diese Faustregel gilt für Erwachsene, Kinder und Tiere. Da jedes Individuum unterschiedlich auf ein Heilmittel anspricht, muss man auch für kolloidales Silber individuell die richtige Dosis herausfinden. Manche Anwender bevorzugen niedrige Dosierungen, andere hohe. Für beide Varianten gibt es positive Erfahrungsberichte.

Bei welchen Krankheiten hilft kolloidales Silber besonders gut?
Da kolloidales Silber gegen Bakterien, Viren und Pilze wirkt, kann man erwarten, dass es bei allen Krankheiten, die durch diese Erreger ausgelöst werden, auch wirkt. Ob und wie gut es wirkt, hängt von vielen Parametern ab. Dazu gehören die Konstitution des Patienten, die Hartnäckigkeit des Erregers, der Schweregrad der Erkrankung usw.

Es ist wichtig sich zu vergegenwärtigen, dass kolloidales Silber bei vielen Krankheiten helfen kann, dass eine Heilung aber nicht garantiert ist. Auf jeden Fall lassen sich oft wenigstens der Krankheitsverlauf und die Intensität abkürzen bzw. abschwächen.

Kolloidales Silber muss auch nicht zwangsläufig schulmedizinische Arzneimittel ersetzen, aber es ist eine sinnvolle Ergänzung dazu.

Darf kolloidales Silber mit Metall in Berührung kommen?
Man sollte den Kontakt von kolloidalem Silber mit Metall möglichst vermeiden. Das ist vor allem während der Herstellung wichtig, um keine unerwünschten Silberverbindungen statt des elementaren kolloidalen Silbers zu

produzieren. Für Herstellung, Aufbewahrung und Einnahme eignet sich am besten Glas. Es macht aber durchaus nichts, wenn Sie für die Einnahme einen Tee- oder Esslöffel benutzen, sofern er nur kurzzeitig mit dem Silberwasser in Berührung kommt. Empfehlenswerte Alternativen für kleine Mengen sind Schnapsgläschen oder Plastiklöffel.

Wie lange soll man kolloidales Silber einnehmen oder anwenden?
Für eine Behandlung mit kolloidalem Silber gilt der Grundsatz „bis zur Ausheilung". In den meisten Akutfällen startet man mit einer kurzfristig hoch dosierten Therapie (zum Beispiel drei Tage lang dreimal täglich 200 ml zu 25 ppm), die dann niedriger dosiert fortgeführt wird. Zur Krankheitsvorbeugung kann man kolloidales Silber auch kurmäßig einnehmen (beispielsweise morgens und abends je 100 ml zu 25 ppm über zwei bis vier Wochen).

Eine Dauertherapie ohne besonderen Grund ist nicht ratsam. Hat sich nach einer Woche trotz kolloidalen Silbers keine Besserung eingestellt, sollte man auf jeden Fall fachkundigen Rat (Arzt oder Heilpraktiker) einholen.

Welche Farbe sollte kolloidales Silber haben?
Kolloidales Silber kann farblos oder goldgelb sein, aber keinesfalls dunkel oder gar grau oder schwarz. Wenn Sie Zweifel haben, ob in einer klaren Flüssigkeit überhaupt kolloidales Silber enthalten ist, prüfen sie es mit dem Tyndall-Effekt (vgl. S. 192). Dazu leuchtet man in einem dunklen Raum mit einem Laserpointer oder einer kleinen Taschenlampe durch ein Glas mit kolloidalem Silber. Handelt es sich um ein Kolloid, zeichnet sich der Lichtstrahl ab, andernfalls nicht.

Tötet kolloidales Silber auch „gute Bakterien" (Probiotika) ab?
Wenn kolloidales Silber eine halbe Stunde vor dem Essen auf nüchternen Magen eingenommen wird, resorbiert es der Dünndarm in den oberen Abschnitten gänzlich. Es kann also auf diesem Weg nicht in den Dickdarm gelangen. Probiotika sollen zum oder nach dem Essen eingenommen werden, damit sie auch in den Dickdarm gelangen können. Somit ist es völlig ausgeschlossen, dass die nützlichen Kulturen von kolloidalem Silber angegriffen werden.

Zum Schluss

Nachdem in *Immun mit kolloidalem Silber* ausführlich die Hintergründe und das Prinzip der Heilungsmöglichkeiten mit kolloidalem Silber beleuchtet werden, stellt das vorliegende Buch ein Kompendium für Anwender dar, das eine Fülle konkreter Anwendungsbeispiele bereithält. Somit hat jeder bei Interesse die Möglichkeit, das Potenzial von kolloidalem Silber bei sich selbst auszuprobieren.

An dieser Stelle bedanken sich Autoren und Verlag ganz herzlich bei allen Lesern, die in den vergangenen Jahren Anregungen zu diesem Thema gegeben haben. Besonderer Dank gilt jenen, die durch das Zurverfügungstellen ihrer ganz persönlichen Erfahrungen zur Lebendigkeit dieses Buches beigetragen haben.

Auch allen, die in persönlichen Gesprächen Anregungen zu einzelnen Aspekten gegeben haben, sei sehr herzlich dafür gedankt. Für das Zurverfügungstellen von mit Nährböden beschichteten Agarschalen danken wir Herrn Dr. Rolf Stiemerling (Bonn) und den biologisch-technischen Assistentinnen des Instituts für Zellbiologie (Bonn).

Silbergenerator:

Wenn Sie an einer Bezugsquelle für einen Silbergenerator interessiert sind, können Sie beim Verlag ein Infoblatt dazu anfordern. Weitere Informationen finden Sie auch im Internet unter: *www.silber-wasser.info*

Glossar

Antibiotikum: Medikament zum Abtöten von Bakterien.

Antimykotikum: Medikament zum Abtöten von Pilzen.

Argyrie: Mit Argyrie bezeichnet man eine (durch unsachgemäßen Gebrauch von Silbersalzen und -proteinen verursachte) irreversible graublaue Verfärbung der Haut. Für kolloidales Silber wurde eine Argyrie bisher nicht eindeutig nachgewiesen.

bakterizid: Die Fähigkeit von Antibiotika und kolloidalem Silber, Bakterien abzutöten, nennt man bakterizid.

fungizid: Die Fähigkeit von Antimykotika und kolloidalem Silber, Pilze abzutöten, nennt man fungizid.

Ionen: Atome, denen Elektronen fehlen oder die Elektronen zu viel haben, nennt man Ionen. Sind zusätzliche Elektronen vorhanden, ist das Ion negativ geladen und man spricht von Anion. Fehlt ein Elektron, liegt ein positiv geladenes Kation vor. Einem Silberion (Ag^+) fehlt ein Elektron. Daher sind Silberionen positiv geladen und bilden mit negativ geladenen Ionen wie Chloridionen (Cl^-) oder Nitrat (NO_3^-) schädliche Silbersalze.

Kolloid: Ein Kolloid ist ein System unterschiedlicher Bestandteile (zum Beispiel Wasser und Silber) in unterschiedlichen Phasen (zum Beispiel flüssig und fest), wobei die Partikel nicht löslich sind.

kolloidales Silber: Unter kolloidalem Silber versteht man extrem kleine Silberpartikel von etwa 1 nm bis 10 nm Größe. Kolloidales Silber kann einzellige Krankheitskeime abtöten und gilt als natürliches Antibiotikum und Antimykotikum. Manche sprechen deshalb von „Silberbiotikum".

Nanosilber: Als Nanosilber bezeichnet man Silberpartikel von einer Größe zwischen 1 und 10 Nanometer.

PERTH (Pulsierende Energie-Resonanz–Therapie, Magnetfeldtherapie): Diese Therapieform kommt ursprünglich aus der Raumfahrt und hat danach eine beispiellose Entwicklung in der präventiven (vorbeugenden) und kurativen (heilenden) Therapie erlebt.

resistent: Ein Bakterien- oder Pilzstamm, der durch einen gegen ihn entwickelten Wirkstoff (Antibiotikum oder Antimykotikum) nicht mehr abgetötet werden kann, ist gegen diesen Wirkstoff resistent (widerstandsfähig). Resistenzen können auftreten, wenn zu unbedacht und zu häufig mit Antibiotika usw. behandelt wird. Durch Mutationen entstehen dann resistente Keime.

Literatur

Anonymus: *Stauden*, München: Orbis-Verlag, o. J.

Anonymus: Safety and Efficacy of Intravenous Oligodynamic Silver, Holtorf Medical Group Inc., Center for hormone imbalance, hypothyroidism and fatigue, Torrance (Kanada) o.J.

Apsley, John, Eric Gordon, Wayne Anderson und Rashid Buttar: *Nanotechnology's Latest Oncolytic Agent: Silver, Cancer & Infection Associations Part III*, o. O. 2006

Arnim, S. C. F. und Hammerstein, C. H.: *Das Kaali-Patent. Sieg über Krebs und Aids?* Mittenwalde: Indigo Naturprodukte, 2005

Abeck, D. und Ring, J. (Hrsg.): *Atopisches Ekzem im Kindesalter. Neurodermitis, das zeitgemäße Management*, Darmstadt: Steinkopf Verlag, 2002

Alexander, J. Wesley: History of Medical Use of Silver, in: Surgical Infections Band 10 Nr. 3, 2009

Alt, V., Bechert, T., Steinrücke, P., Wagener, M., Seidel, P., Dingeldein, E., Domann, E. und Schnettler, R.: *An in vitro assessment of the antibacterial properties and cytotoxicity of nanoparticulate silver bone cement*, Biomaterials (in Druck 2003)

Altman, Roger: Colloidal Silver: *Where does it go when you drink it? How long does it stay there?* O. O, 1999

Assar, Nouran H. und Hayam M. Hamuoda: *Colloidal Silver as a New Antimicrobial Agent*, in: International Journal of Microbiological Research Band 1 (1) S. 33-36, 2010

Baral, V. R., A. L. Dewar und G. J. Connett: *Colloidal silver for lung disease in cystic fibrosis*, in: J. R. Soc. Med. Band 101 S. 51-52, 2008

Baranowski, Z.: *Colloidal silver. The natural antibiotic alternative*, New York: Healing Wisdom Publications, 1995

Barret, S.: *Kolloidales Silber: Risiko ohne Nutzen*, URL: http://www.neuropsychiater.org/silber.html (Stand: März 2001)

Barwick, Steve: The Ultimative Colloidal Silver Manual. Life & Health Research Group, Proria 2009

Bechert, T., Steinrücke, P. und Guggenbichler, J.-P.: „A new model for screening antiinfective biomaterials", in: *Nature Medicine* Nr. 6 (8), 2000

Bechert, T. und Steinrücke, P.: *Antiinfektive Oberflächen – Mit Nanoteilchen gegen Mikroorganismen*, Informationsblatt der Bio-Gate GmbH, Nürnberg

Becker, R. O.: *The body electric*, New York: Quill. o. J.

Becker, R. O.: „The effect of electrically generated silver ions on human cells", in: *Proceedings of the first international Conference on Gold and Silver in medicine*, Washington D.C.

Bechhold, H.: *Colloids in Biology and Medicine*, New York: D. van Nostrand, 1919, S. 364–376

Benner, K. U. (Hrsg.): *Gesundheit und Medizin heute*, Augsburg: Weltbild Verlag, 2000

Berling, R.: *Pflanzenschutz Praxis. Kompaktwissen*, München: BLV, 2005

ANHANG

Bogdanchikova, N. E., A. V. Kurbatov, V. V. Tret'yakov und P. P. Rodionov: *Activity of colloidal silver preparations towards smallpox virus*, in: Plenum Publishing Corporation 1993 S. 778

Bragg, P. D. und D. J. Rainnie: *The effect of silver ions on the respiratory chain of Escherichia coli*, in: Can. J. Microbiol. Band 20 S. 883-889, 1974

Courtenay, K. F.: *Colloidal silver. The hidden truths*, Sydney: o. V., 1997

Credé, K. S. F.: *Die Verhütung der Augenentzündung der Neugeborenen, der häufigsten und wichtigsten Ursache der Blindheit*, Berlin: A. Hirschwald, 1894

Drake, Pamela L. und Kyle J. Hazelwood: *Exposure-Related Health Effects of Silver and Silver Compounds: A Review*, in: Am. Occup. Hyg. Band 49 Nr. 7 S. 575-585, 2005

Environmental Protection Agency (40 CFR Part 180; EPA-HQ-OPP-2007-0395; FRL-8412-1): *Residues of Silver in Foods from Food Cobntact Surface Sanitizing Solutions; Exemption from the Requirements of a Tolerance*, in: Federal Register Band 74 Nr. 110 S. 27447-27454, 10. Juni 2009

Fachhochschule Weihenstephan, Forschungsanstalt für Gartenbau: *www.fh-weihenstephan.de* und *www.arbofux.de* (Stand: Juli 2006)

FDA: *Federal Register*, Nr. 158, Band 64, 17. 8. 1999, URL: http://www.fda.gov/OHRMS/DOCKETS/98fr/081799a.txt (Stand: Juli 2006)

Feng, Q. L., J. Wu, G. Q. Chen, F. Z. Cui, T. N. Kim und J. O. Kim: *A mechanistic study of the antibacterial effect of silver ions on Escherichia coli and Staphylococcus aureus*, in: J Biomed Mater Res. Band 52 (4) S. 662-668, 2000

Foran, S. M.: *Therapeutic Properties of Silver: An historical and technical review*, in: Quanta S. 11-27, Januar 2009

Franco-Molina, Moisés A., Edgar Mendoza-Gamboa, Crystel A. Sierra-Rivera, Ricardo A. Gómez-Flores, Pablo Zapata-Benavides, Paloma Castillo-Tello, Juan Manuel Alcocer-González, Diana F. Miranda-Hernández, Reyes S. Tamez-Guerra, Cristina Rodríguez-Padilla: *Antitumor activity of colloidal silver on MCF-7 human breast cancer cells*, in: Journal of Experimental and Clinical Cancer Research Band 29 S. 148-154, 2010

Fung, M. C., Weintraub, M. und Bowen, D. L.: „Colloidal Silver Proteins marketed as health supplements“, in: *JAMA* 274 Nr. 15, 1995, S. 1196–1197

Fung, M. C. und Bowen, D. L.: „Silver products for medical indications: Risk-benefit assessment“, in: *Clinical Toxicology* 34 (1) 1998, S. 119–126

Fleming, A.: *Colloidal silver. The natural antibiotic*, o. O., 1996

Galdiero, Stefania, Annarita Falanga, Mariateresa Vitiello, Marco Cantisani, Veronica Marra und Massimiliano Galdiero: *Silver Nanoparticles as Potential Antiviral Agents*, in: Molecules Band 16 S. 8894-8918, 2011

Gauger, A., Mempel, M., Schekatz, A., Schäfer, T., Ring, J. und Abeck, D.: „Silver-coated Textiles Reduce Staphylococcus aureus Colonization in Patients with Atopic Eczema“, in: *Dermatology* Nr. 202, S. 15–21, 2003

Gordon, Eric und Kent Holtorf: *Promising Cure for URTI Pandemics, Including H5N1 and SARS. Has the Final Solution to the Coming Plagues Been Discovered? (Part II)*, o. O., 2006

Greiner, K., Weber, A. und Michaeli-Achmühle, P.: *Falken-Garten-Jahr*, Niedernhausen: Falken, 1993

Gugenhan, E.: *Bunte Gärten auf Balkon und Terrasse*, München: BLV, 1985

Guggenbichler, J. P.: „Central Venous Catheter Associated Infections. Pathophysiology, Incidence, Clinical Diagnosis, and Prevention – A Review“, in: *Mat.-wiss. u. Werkstofftech*. Nr. 34 (12), 2003, S. 1145–1154

Guggenbichler, J. P., Juhl, G., Braun, G. G., Frass, M., Künstle, O. A., Plötz, J., Saffartzik, W., Steinhäuser, M. und Wenisch, Ch.: „Clinical Investigation of a New Central Venous Catheter Impregnated with Silver Naniparticles“, in: *Hyg. Med.* 28 (6), 2003, S. 235–242

Hansen, L. D.: „Colloidal silver. Discover an exciting new product for the 90's!“, in: *Health Consciousness* 14 (5), 1993, S. 54–55

Hecht, H. (Hrsg.): *Zimmerpflanzen*, München: Orbis-Verlag, o. J.

Hermes, M. (Hrsg.): *www.sittich-info.de* (Stand: Juli 2006)

Hoffmann-La-Roche AG (Hrsg.): *Roche-Lexikon Medizin*, München: Urban und Fischer, 1987

Iroha, I. R., C. O. Esimone, J. O. Orji und O. O. Imomoh: Antibacterial efficacy of colloidal silver alone and in combination with other antibiotics on isolates from wound infections, in: *Scientific Research and Essay* Band 2 Nr. 8 S. 338-341, 2007

Iroha, I. R., E. S. Amadi, J. O. Orji und C. O. Esimone: In vitro evaluation oft he activity of colloidal silver concentrate against Pseudomonas aeruginosa isolated from postoperative wound infection, in: *Scientific Research and Essay* Band 3 Nr. 5 S. 209-211, 2008

Jacobs, R.: *Can metabolic silver cause argyria?*, URL: http://homepages.together.net/~rjstan/MetallicSilver.html (Stand: Juli 2006)

Jakob, J.: „Untersuchungen zur antimikrobiellen Wirkung von kolloidalem Silber auf Ascosphaera apis, dem Erreger der Kalkbrut der Honigbiene (Apis mellifera)“, Bachelorarbeit an der Humboldt-Universität zu Berlin, 14.03.2007Jefferson, W.: *Colloidal Silver Today. The All-Natural Wide-Spectrum Germ Killer*, Summertown: Healthy Living Publications, 2003

Jefferson, W.: *Colloidal Silver Today. The All-Natural Wide-Spectrum Germ Killer*, Summertown: Healthy Living Publications, 2003

Jung, Woo Kyung, Hye Cheong Koo, Ki Woo Kim, Sook Shin, So Hyun Kim und Yong Ho Park: *Antibacterial Activity and Mechanism of Action of the Silver Ion in Staphylococcus aureus and Escherichia coli*, in: Applied and Environmental Microbiology Band 74 Nr. 7 S. 2171-2178, 2008

Kalishwaral, K., S. Barathmanikanth, S. R. Pandian, V. Deepak und S. Gurunathan: *Silver nano – a trove for retinal therapies*, in: J. Control Release Band 145 Nr. 2 S. 76-90, 2010

Keuk-Jun, Kim, Woo Sang Sung, Seok-Ki Moon, Jong-Soo Choi, Jong Guk Kim und Dong Gun Lee: *Antifungal Effect of Silver Nanoparticles on Dermatophytes*, in: J. Microbiol. Biotechnol. Band 18 Nr. 8 S. 1482-1484, 2008

Kim, Sumin und Hyun-Joong Kim: *Anti-bacterial performance of colloidal silver-treated laminate wood flooring*, in: International Biodeterioration and Biodegradation Band 57 S. 155-162, 2006

Klippstein, Rebecca, Rafael Fernandez-Montesinos, Paula M. Castillo, Ana P. Zaderenko und David Pozo: *Silver nanoparticles interactions with the immune system: implications for health and disease*, in: Perez, David Pozo: Silver Nanoparticles Kapitel 16 S. 309-323, InTech, o. O. 2010

Krickau, W.: *Therapieerfahrungen mit kolloidalem Silber (KS). Alte Heilmittel zu neuem Leben erweckt. Bewährtes sollte man erhalten*, Co'Med 2, 2005, S. 22–24

Kristiansen, Søren, Peter Ifversen und Grom Danscher: *Ultrastructural localization and chemical binding of silver ions in human organotypic skin cultures*, in: Histochem. Cell Biol. Nr. 130 S. 177-184, 2008

Landsdown, A. B. G.: „Silver 1: Its antibacterial properties and mechanism of action", in: *Journal of wound care* 11 (2), 2002a, S. 125–130

Landsdown, A. B. G.: „Silver 2: toxixity in mammals and how its products aid wound repair", in: *Journal of wound care* 11 (5), 2002b, S. 173–177

Landsdown, A. B. G. und Williams, A.: „How safe is silver in wound care?", in: *Journal of wound care* 13 (4), 2004, S. 131–136

Lara, Humberto H., Nilda V. Ayala-Núñez, Liliana del Carmen Ixtepan Turrent und Cristina Rodríguez Padilla: *Bactericidal effect of silver nanoparticles against multidrug-resistant bacteria*, in: World J. Microbiol. Biotechnol. 26 S. 615-621, 2010

Lara, Humberto H., Nilda V. Ayala-Núñez, Liliana Ixtepan-Turrent und Cristina Rodríguez Padilla: *Mode of antiviral action of silver nanoparticles against HIV-1*, in: Journal of Nanobiotechnology Band 8 Nr. 1 S. 1-10, 2010

Lara, Humberto H., Liliana Ixtepan-Turrent, Elsa N. Garza Treviño und Dinesh K. Singh: *Use of silver nanoparticles increased inhibition of cell-associated HIV-1 infection by neutralizing antibodies developed against HIV-1 envelope proteins*, in: Journal of Nanobiotechnology Band 9 Nr. 1 S. 1-9, 2011

Liebke, Frank: *MSM – eine Super Substanz der Natur*, Kirchzarten: VAK 2012

Lindsay, Sharon: Silver White Paper. Everything you ever wanted to know about the use of silver in woun therapy. o. O. 2011

Maas, George J.: Silver Nanoparticles: No Threat to the Environment. Colloidal Science Laboratories 2008.

Maneewattanapinyo, Pattwat, Wijit Banlunara, Chuchaat Thammacharoen, Sanong Ekgasit und Theerayuth Kaewamatawong: *An Evaluation of Acute Toxicity of Colloidal Silver Nanoparticles*, in: J. Vet. Med. Sci. Band 73 Nr. 11 S. 1417-1423, 2011

Moeller, Keith: *American Biotech Labs' Nano-Silver Proven Safe For Humans*, o.O., o.J.Monteiro, D. R., L. F. Gorup, S. Silva, M. Negri, E. R. de Camargo, R. Oliveira, D. B. Barbosa und M. Henriques: Scientific Research and Essay Band 2 Nr. 8 S. 338-341, 2007, in: Biofouling Band 27 Nr. 7 S. 711-719, 2011

Nowack, Bernd, Harald F. Krug und Murray Height: *120 years of Nanosilver History: Implications for Policy Makers*, in: Environ. Sci. Technol. 2011 Band 45 S. 1177-1183

o. A.: „Colloidal silver, our best germ fighter?", in: *Capitol Drugs and creative health*, Vol. 4, No. 1, Winter 95/96

o. A.: „Colloidal preparations of silver in pharmacy", in: *British Medical Journal*, Feb. 1923

o. A.: „Silver – our mightiest germ fighter", in: *Science Digest*, March 1978

Park, Hee Sun, Keun Hwa Kim, Sunhyae Jang, Ji Won Park, Hye Rim Cha, Jeong Eun Lee, Ju Ock Kim, Sun Young Kim, Choong Sik Lee, Joo Pyung Kim und Sung Soo Jung: Attenuation of allergic airway inflammation and hyperresponsiveness in a murine model of asthma by silver nanoparticles, in: International Journal of Nanomedicine Band 5 S. 505-515, 2010

Parker, J. N. und Parker, P. M.: *Colloidal Silver. A Medical Dictionary, Bibliography and Annotated Research Guide to Internet References*, San Diego: ICON Group International Inc., 2003

Perez, David Pozo: Silver Nanoparticles, InTech, o. O. 2010

Pies, J.: *Milch – aber natürlich! So gesund ist naturbelassene Milch.* Kirchzarten: VAK, 2005

Pies, J.: *Immun mit kolloidalem Silber. Wirkung, Anwendung, Erfahrungen* (12. Aufl.), Kirchzarten: VAK, 2006

Pies, J.: „Kolloidales Silber – Wundermittel oder Quacksalberei?", in: Co'med Nr. 11, 2010 S. 12-14

Pies, J.: *Immun mit kolloidalem Silber. Wirkung, Anwendung, Erfahrungen* (18. Aufl.), Kirchzarten: VAK 2012

Pies, J.: *SAM. Die körpereigene Substanz gegen Depressionen, Arthrose, Lebererkrankungen*, Kirchzarten: VAK 2006

Pies, J.: *Wasserstoffsuperoxid. Ein altes Heilmittel neu entdeckt* (2. Aufl.), Kirchzarten: VAK, 2012

Pschyrembel, W.: *Pschyrembel – Klinisches Wörterbuch* (258. Aufl.), Berlin: Walter de Gruyter, 1998

Quinten, D.: *Gesundheitsratgeber Hunde*, München: BLV, 2004

Quinten, D.: *Gesundheitsratgeber Katzen*, München: BLV, 2004

Reinelt, U.: „Colloidal Silver – die Antibiotische Alternative – Renaissance eines Superlatives natürlicher Heilung", in: *Naturheilkunde* 12/97, M+M Verlag

Reinelt, U.: „Kolloidal gelöstes Silber. Universelles naturheilkundliches Antibiotikum", in: *Paracelsus Report* 3/98

Reinelt, U.: „Colloidal silver. Der therapeutische Siegeszug eines Wasserentkeimungsmittels", in: *Naturheilpraxis* 10/99, Rubrik „Industrie und Forschung", Pflaum Verlag

Rentz do Comm Cnmo, Eric J.: *Viral Pathogens and Severe Acute Respiratory Syndrome: Oligodynamic Ag+ for Direct Immune Intervention*, in: Journal of Nutritional and Environmental Medicine Band 13 Nr. 2 S. 109-118, 2003

Russel, A. D. und Hugo, W. B.: „Antimicrobial activity and action of silver“, in: *Progress in Medicinal Chemistry* 31, 1994, S. 351–370

Searle, A. B.: *The Use of Colloids in Health and Disease*, London: Constable & Company Ltd., 1919

Shrivastava, Siddhartha, Tammay Bera, Sunil K. Singh, Gajendra Singh, P. Ramachandrarao und Debabrata Dash: *Chracterization of Antiplatelet Properties of Silver Nanoparticles*, in: American Chemical

Silverseed, J.: *Colloidal Silver … @ntibiotic Superhero*, o. O.: 1999

Singh, Mritunjai, Shinjini Singh, S. Prasad und I. S. Gambhir: *Nanotechnology in medicine and antibacterial effect of silver nanoparticles*, in: Digest Journal of Nanomaterials and Biostructures Band 3 Nr. 3 S. 115-122, 2008

Slawson, R. M., van Dyke, M. I., Lee, H. und Trevors, J. T.: *Germanium and silver resistance, accumulation, and toxicity in microorganisms*, in: Plasmid. Academic Press, Inc.: San Diego, 27 (1), S. 73–79, 1992, nach: www.silberwasser.com/kirsten.html

Souza, A. de, D. Mehta und R. W. Leavitt: *Bacterial activity of combinations of Silver-Water DispersionTM with 19 antibiotics against seven microbial strains*, in: Current Science Band 91 Nr. 7 S. 926-929, 2006

Sriram, Muthu Irulappan, Selvaraj Barath Mani Kanth, Kalimuthu Kalishwaralal und Sangiliyandi Gurunathan: *Antitumor activity of silver nanoparticles in Dalton's lymphoma ascites tumor model*, in: International Journal of Nanomedicone Band 5 S. 753-762, 2010

Thomas, S. und McCubbin, P.: „Vergleich der antimikrobiellen Wirkung von vier silberhaltigen Wundauflagen gegenüber drei Mikroorganismen“, in: *Journal of Wound Care* 12, 2003, o. S.

Thurman, R. B. und Gerba, C. P.: *The molecular mechanism of copper and silver ion disinfection of bacteria and viruses. A paper presented in the First International Conference on Gold and Silver in Medicine*, Washington: The Silver Institute, 1989

Tian, Jun, Kenneth K. Y. Wong, Chi-Ming Ho, Chun-Nam Lok, Wing-Yiu Yu, Chi-Ming Che, Jen-Fu Chiu und Paul K. H. Tam: *Topical Delivery of Silver Nanoparticles Promotes Wound Healing*, in: Chem. Med. Chem. Band 2 S. 129-136, 2007

Van Amber Brown, G.: *Colloidal Silver in Sepsis*, in: Transactions of the American Association of Obstetricians and Gynecologists Band 28, 1915

Wan, A. T., Conyers, R. A., Coombs, C. J. und Masterton, J. P.: „Determination of silver in blood, urine, and tissues of volunteers and burn patients“, in: *Clin. Chem.* 37, 1991, S. 1683–1687

Warnke, U.: *Gehirn-Magie. Der Zauber unserer Gefühlswelt*, Saarbrücken: Popular Academic Verlagsgesellschaft, 1997

Werner, R. und Plattner, J.: *Energie, Quelle des Lebens und Maßstab der Gesundheit*, erhältlich in Deutschland über Inge Werner, Tel.: 030-9821694

Wikipedia: *Die Online Enzyklopädie*, URL: www.wikipedia.de (Stand: Juli 2006)

Wilson, Omar: Veneral diseases: Their treatment and cure, in: The Canadian Medical Association Journal Band 9 Nr. 2 S. 136-140, 1919Wulf, A. und Moll, I.: „Silberbeschichtete Textilien – eine ergänzende Therapie bei dermatologischen Erkrankungen“, in: *Akt. Dermatol.* 30, 2004, S. 28–29

Wulf, A. und Moll, I.: „Silberbeschichtete Textilien – eine ergänzende Therapie bei dermatologischen Erkrankungen“, in: *Akt. Dermatol.* 30, 2004, S. 28-29

Yamanaka, Mikihiro, Hara Keita und Jun Kudo: *Bactericidal Actions of a Silver Ion Solution on Escherichia coli, Studied by Energy-Filtering Transmisison Electron Microscopy and Proteomic Analysis*, in: Applied and Environmental Microbiology Band 71 S. 7589-7593, 2005

Stichwortverzeichnis

Abszess 54, 58
Acne aestivalis 68
Adenitis 103, 108
Adenitis equorum 124
Aerosole 10
Afterjucken 54, 96
AIDS 81, 115, 130
Akne vulgaris 54, 70
Akupunktur 14, 44, 46, 47, 48, 184
Akupunkturnadeln 184
Alchemie 14
Allergie 43, 49, 55, 63, 110, 132, 184
Allheilmittel 11, 26, 182
Amalgamfüllungen 199
Angina tonsillaris 36, 47
Anion 11, 204
Anode 17
Anthraknose 148, 158
Anthrax 115
Antibiotikaresistenz 103, 183, 186
Antibiotikum 15, 30, 204
antimikrobielle Wirkung 172
Antimykotikum 30, 65, 204
Apfelschorf 148, 160
Aphthen 79
Aqua bidestillata 17, 200
Aqua purificata 17
Aquarienhaltung 122
Argyrie 182, 183, 204
Arthritis 101, 106
Arthrose 101
Aspergillose 122
Asthma bronchiale 36
Atemwege 36
Atemwegserkrankungen 36, 44, 122
Atopisches Ekzem 55
Augenbrennen 32
Augenentzündung 32, 134
Augenermüdung 32
Augenlidentzündung 33
Augentripper 14, 87
Augentropfen 14
äußerliche Anwendung 10, 27

Bakterielle Schrotschusskrankheit beim Kirschlorbeer 148
Bakterienbrand 149
Bakterieninfektionen von Zimmer- und Balkonpflanzen 149
Bakteriose an Walnüssen 149
bakterizid 204
Balanitis 86
Bartflechte 55
Baumkrebs 150, 152
Bindehautentzündung 14, 33, 123
Birnengitterrost 150
Bisswunde 123
Blähungen 92, 95, 98, 186
Blasenentzündung 85, 87, 123
Blattfleckenpilze bei Zimmer- und Balkonpflanzen 151
Blattfleckenpilze beim Efeu 151
Blepharitis 34
Blutvergiftung 102
Borreliose 102, 124, 141
Brand 56
Braunfäule 156
Bronchialasthma 36
Bromidrosis 105
Bronchialkatarrh 37

Bronchitis 37, 124
Brustwarzenentzündung 104
Buchsbaumkrebs 152
Buchsbaumrost 151
Buchsbaumsterben durch Volutella 152
Buchsbaum-Triebsterben (durch Cylindrocladium) 151
Burn-out-Syndrom 104

Candida 71, 81, 91, 109, 115, 128
Candidiasis 81, 124
Candidose 81, 124
Carl Sigmund Franz Credé 14, 87, 206
Carl von Nägeli 14
CFS 105
Chirurgie 14
Chloridion 11, 204
Cholangitis 96
Cholezystitis 95
Chronic Fatigue Syndrome 105
Chronisches Müdigkeitssyndrom 105
Colitis ulcerosa 93
Colon irritabile 99
Combustio 74
Congelatio 59
Coryza contagiosa 124
Credé-Prophylaxe 14, 87
crusta lactae 68
Cytomegalie-Viren 115

Dakryocystitis 34
Dämpfigkeit 124, 136
Darmmilzbrand 116
Darmsanierung 197
Darmsanierungstrias 197
Dekubitus 57, 77
Deodorant 105, 167
Dermatitis solaris 73
Dermatomykose 64
Desinfektion 14, 131, 167
Desinfektion von Haushaltsgegenständen 167
Desquamatio 71
Destillator 18
destilliertes Wasser 10, 13, 17, 199, 200
Diarrhoe 94, 125
Dispersion 10
Dispersionsmittel 10
Dornwarze 57
Dosierung 14, 25
Druckgeschwür 77
Druckstellen bei Gebissträgern 79
Drüse 32, 33, 54, 91, 111
Dünndarmentzündung 95
Durchfall 94

Echter Mehltau 152
Edelmetalle 14
Eichelentzündung 86
Eierstockentzündung 86
Eileiterentzündung 86
Eiterbeule 57, 61
Eiterflechte 58, 61, 67, 70
Eitergeschwür 54, 58
Ekzem 55, 59, 67, 137
Elektroden 17, 19
Elektron 11, 173, 204
elementares Silber 10, 18, 174
Emulsion 10
Enteritis 95
Enteritis regionalis Crohn 98
Entzündungshemmung 14, 76

Epididymitis 88
Epiglottitis 39, 44
Epiphora 34
Erfahrungsberichte 9, 31, 120, 194
Erfrierung 59
Erkältung 36, 39, 141
Erschöpfungssyndrom, chronisches 105
Erstverschlimmerung 185
Erysipel 60, 78
Erythema-migrans-Krankheit 102
Escherichia coli 125
Euterentzündung 126

Fallberichte 30, 193
Falscher Mehltau 153
Falscher Mehltau beim Fingerkraut (Potentilla) 153
Faulbrand 56, 60
Faustregel 26, 31, 201
FDA 182
Federrupfen 127
Feigwarzen 60
Feline Parvovirose 131
Feuchtwarzen 60
Feuerbrand 153
Feuerdornschorf 154, 160
Fibromyalgie 105
Fieberbläschen 66
Flächendesinfektion 131, 167
Flatulenz 92
Fliederbrand 154
Fliegenschmutzkrankheit 154, 158
Fluor albus 91
Fluor vaginalis 91
Folliculitis barbae 55
Französische Mauser 127, 136
Frischhalten von Schnittblumen 154
Frostbeulen 59, 61
Frucht-Monilia 154
fungizid 204
Furunkel 57, 61
Fußpilz 61, 64
Fußschweiß 15

Gallenblasenentzündung 95
Gallengangentzündung 96
Gangrän 56
Gastritis 96, 97
Gastroenteritis 96
Gaumenverbrühung 79
Geflügelpest 127
Gelenkentzündung 101, 106
Gemeinschaftsduschen 168
Gerstenkorn 33
geschwollene Augen 33, 34
Geschwür 54, 58, 64, 70, 74, 77, 79, 127, 137
Gesundheitsvorsorge 27
Gewebstrauma 76
Gingivitis 81, 83
Glomerulonephritis 88
Gonorrhoe 14, 87
Granuloma apicale 83
Grauschimmel 155
Grindflechte 58, 61
Grippaler Infekt 39, 40
Grippe 40
Gummistiefel 169
Gurkenmosaikvirus an Schattengrün (Dickmännchen) 155
Gürtelrose 61, 66

Halitose 80
Halitosis 80
Halsentzündung 41

Halsschmerzen 41
Hämorrhoiden 96
Harnblasenentzündung 87, 123
Harndrang 87
Harnröhrenentzündung 87
Hautallergien 63
Hautausschlag 54
Hautgeschwür 64
Hautjucken 64
Hautmilzbrand 116
Hautpilz 64
Hautrisse 64
Hautveränderung 69, 182
Hefepilzbefall 128
Heidenhain-Plastik 14
Heiserkeit 42
Heißwasserbad 18
Heißwasser-Methode 17
Heliosis 113
Herpes labialis 66
Herpes simplex 66
Herpes simplex-Viren 66
Herpes zoster 61, 66
Herzkatheter 15, 162
Heuschnupfen 42
Hildegard von Bingen 14
Hodenentzündung 88
Hopserkrankheit 134
Hordeulum 33
Hufrehe 128
Hundetyphus 136
Husten 44, 45, 49, 124, 141
Hydroxidionen 17

Ictus solis 113
Immunschwäche 106, 115
Immunstärkung 115
Immunsystem 8, 197
Impetigo 58
Infektion 27, 122, 138, 186
Influenza epidemica 40
Insektenbiss 67, 129
Insektenstich 67, 129
Ionen 11, 204

Jarisch-Herxheimer-Reaktion 184
Joggerbrustwarze 107
Johanniskrautrost 155
Juckflechte 59
Juckreiz 64, 67
Jungtaubenkrankheit 129

Kabatina 156
Kampfwunden 132, 140
Karbunkel 61
Karies 84
Katadyn-Verfahren 14
Kathode 17
Kation 11, 204
Katzen-AIDS 130
Katzenleukose 130
Katzenschnupfen 131
Katzenseuche 131
Kehldeckelentzündung 44
Kehlkopfentzündung 45
Keratokonjunktivitis sicca 35
Keuchhusten 45
Knochenschwund 111
Kochsalz 11, 17
Kolloid 10, 202, 204
Kolloidchemie 10
Kolpitis 90
Kondylome 60
Konjunktivitis 33, 35
Kontaktallergie 132
Kontaktdermatitis 63

Kontaktekzem 59
Konzentration 19, 23
Körpergeruch 105, 132
Kräftigung 156
Krankheitsvorbeugung 27
Kratzwunde 140
Kräuselkrankheit 156
Krautfäule 156
Krebs 107
Krupp 49
Kupferfinnen 70

Laryngitis subglottica 49
Lebensmittelvergiftung 97
Leptospirose 133
Leukorrhoe 91
Lidrandentzündung 34
Lippenbläschen 66
Lippenherpes 66
Lösung 12, 23
Luftsackmykose 130
Lungenemphysem 124
Lungenentzündung 46
Lungenmilzbrand 115
Lyme-Krankheit 102
Lymphangitis 108
Lymphgefäßentzündung 108
Lymphknotenentzündung 108

Magen-Darm-Erkrankungen 92
Magenschleimhautentzündung 97
Maleus 137
Mallorca-Akne 68
Malvenrost 157
Mandelentzündung 47
Masern 68
Mastadenitis 103
Mastitis 103
Mauke 133
Meteorismus 92
Michael Faraday 22
Mikrosporie 128
Milchschorf 59, 68
Milzbranderreger 115
Mittelohrentzündung 108
Mondblindheit 134
Monilia-Krankheit 157
Mononucleosis infectiosa 111
Morbilli 68
Morbus Crohn 98
Mumps 109
Mundhygiene 79
Mundausschlag 79
Mundentzündung 134
Mundgeruch 80, 134
Mundschleimhautentzündung 80
Mundschleimhautverbrühung 81
Mundsoor 81
Mundtrockenheit 82
Mykobakterium 115

Nagelfalzentzündung 109
Nagelpilz 69
Nagelriss 65
Nageltritt 135
Nagelumlauf 109
Nahrungsmittelallergien 110
Nanopartikel 23
Nanosilber 166, 172, 188, 204
Nanotechnologie 15
Narrenkrankheit 157
Nasennebenhöhlenentzündung 48
Nasenschleimhaut, trockene 49
Natriumionen 11
Nebenhodenentzündung 88
Nebenwirkungen 15, 25, 27, 182

Nesselsucht 63, 69
Neurodermitis 69
Nierenbeckenentzündung 88
Niereninsuffizienz 182
Nosokomialinfektion 186
Nykturie 89

Obere Atemwege 36
Offenes Bein 74
Öffentliche Bäder 168
Ohrenschmerzen 108, 110
Ohrentropfen 27
Ohrentzündung 135
Ohrläppchenkrankheit 158
oligodynamisch 14
Onychomykose 69
Oophoritis 86
Ophthalmie 32
opportunistische Erkrankungen 115
Orchitis 88
Ornithose 136
Osteoporose 111
Otalgie 110
Ottitis media 108

Panleukopenie 131
Papageienkrankheit 136
Parodontitis 82
Parodontose 82
Paronychie 109
Parotitis epidemica 109
Penizillin 15
PERTH 204
Pertussis 45
Pfeiffersches Drüsenfieber 111
Pferdegrippe 136
Pharyngitis 50
Pickel 54
Pilzbefall 64
Pilzbefall der Haut 64
Pilzinfektion 64
Pneumonie 46
Pollen 42
Pollenallergie 42
Polsterschimmel 158
Probionten 197
Prostataadenom 89
Prostatahypertrophie 89
Prostatavergrößerung 89
Protonen 11
Pruritus 64
Pruritus ani 64
Pseudokrupp 49
Psittakose 136
Psoriasis 72
Pustelflechte 58
Pyelitis 88
Pyelonephritis 88

Rachen 50
Rachenentzündung 50
Rasierwasser 168
Raucitas 42
Regenfleckenkrankheit 158
Reizdarm 99
Reizkolon 99
Rennerkrankheit 136
resistent 204
Resistenzbildung 182
Rhagaden 65
Rheumatismus 112
Rhinitis 51, 131
Rhinitis allergica 42
Rhododendron-Knospensterben 158
Rindenbrand 157
Ringfleckenkrankheit 148

Robert Koch 116
Rosazea 70
Rosemary Jacobs 184
Rosenrost 159
Rost 159
Rost an Immergrün 159
Röteln 112
Roter Brenner bei Amarylis 160
Rotfinnen 70
Rotz 137
Rubella 112
Rubeola 112
Rußtau 160

Salivitis epidemica 109
Salmonellen 100
Salmonellenenteritis 100
Salmonellose 100
Salpingitis 86
Salz 10, 11, 12, 18, 22, 182, 183, 204
Sarkoidose der Lunge 50
SARS 115
Saunen 168
Scarlatina 113
Scharlach 113
Scheidenausfluss 91
Scheidenentzündung 90
Scheidenpilz 71
Schimmelpilzvergiftung 122
Schnupfen 51, 131
Schorf 160
Schrotschusskrankheit 160
Schuppen 71
Schuppenflechte 72
Schürfwunden 76
Schwangerschaft 200
Schwermetalle 17, 200
Schwermetallsalze 11
Schwitzen 105
Seborrhoe 73
Seitenstrangangina 52
Shampoo 166, 168
silberbeschichtete Kühlschränke 16, 166
silberbeschichtete Waschmaschinen 16, 166
silberbeschichtete WC-Brillen 16, 166
Silber, metallisch 172
Silberatome 172, 183
silberbeschichtete Werkstoffe 8
Silberchlorid 17
Silberfolie 172
Silbergefäße 14
Silbergenerator 11, 17, 23
silberhaltige Textilien 8
silberhaltige Wundauflagen 8, 15
Silberionen 11, 12, 16, 17, 172, 204
Silberkleidung 15
Silbernitrat 14, 184
Silberpartikel 17, 172, 204
Silberproteine 182, 199
Silbersalbe 184
Silbersalze 11, 15, 22, 199, 204
Silberstäbe 17, 19, 20, 21, 24, 199
Silberverbindungen 10, 11, 14, 22, 183, 199
Silberwasser 27, 182, 201, 202
Sinusitis 48
Sohlenwarze 57
Sommerekzem 137
Sonnenbrand 73
Sonnenstich 113
Soorstomatitis 81
Spitzblattern 113
Stammfäule von Kakteen 161

Standarddosierung 25, 147, 201
Stängel- und Blattfäule an Immergrün 160
Stängel- und Wurzelfäule bei Zimmerpflanzen 161
Staupe 137
Sternrußtau 161
Stillzeit 200
Stirnhöhlenvereiterung 48
Stomatitis mycotica 81
Stomatitis simplex 80
Strahlfäule 138
Studentenkusskrankheit 111
Stuttgarter Hundeseuche 133
Suspensionen 10, 11, 199

Taschenkrankheit 157
Thelitis 104
Thuja-Schuppenbräune 161
Tonsillitis 47
Tonsillopharyngitis 47
Toxoplasma 115
Tränensackentzündung 34
Tränenträufeln 34
Triebwucherungen an Forsythien 162
Tripper 87
Trockene Augen 35
Tuberkelbazillus 115
Turnschuhe 169
Tussis 44
Tussis convulsiva 45
Tyndall-Effekt 19, 22
Tyndall, John 22

Ulcus cruris 74
Untere Atemwege 36
Unterschenkelgeschwür 74
Urethritis 87
Urtikaria 63

Vaginalmykose 71
Vaginitis 90
Varizellen 113
Verbrennung 74
Verbrühung 74, 81
Verruca plantaris 57
Verunreinigungen 11, 17, 184, 200
Virenbefall von Rosen 162
Viruskrankheiten von Zimmer- und Zierpflanzen 162
Vogelgrippe 115, 138
Vogelschnupfen 139
Vorbeugung 27, 30, 118, 139, 202
Vorhautkatarrh 139
Vorsteherdrüse, vergrößerte 89
Vulnus 76
Vulvovaginitis candidomycetica 91

Warzen 27, 75
Wasserpocken 113
Wechselwirkungen mit Arzneimitteln 182, 200
Weißfluss 91
Windpocken 113
Wirkmechanismen 172, 173
Wundbehandlung 172, 184
Wunde 27, 76, 140
Wundliegen 77
Wundnase 77
Wundrose 78
Wurzel- und Knollenfäule bei Alpenveilchen 163
Wurzelkropf 163
Wurzelspitzengranulom 83

Zahnabszess 83
Zahnbürste 167, 169
Zahnfleischbluten 83
Zahnfleischentzündung 83
Zahnhygiene 168
Zahnkaries 84
Zahnprobleme 140, 168
Zahnprothese 79, 169
Zahnspange 169
Zeckenbiss 141
Zeckenborreliose 102
Ziegenpeter 109
Zimmerpflanze 146, 151, 161, 163
Zweig-Monilia 157
Zweigsterben 157
Zwingerhusten 141
Zystitis 85, 123

Über die Autoren

Der Diplombiologe *Dr. Josef Pies* promovierte in dem Fach Zytologie (Zellbiologie). In seiner Doktorarbeit befasste er sich mit Bewegungsabläufen in Zellen, also den Einheiten, die auf der Basis von Kolloiden arbeiten und an denen die Wirkung von kolloidalem Silber ansetzt.

Seit dem Abschluss seines Studiums arbeitet er im Gesundheitssektor und hat sich ein umfangreiches medizinisches Wissen angeeignet. Neben der klassischen Schulmedizin interessieren ihn besonders auch alternative Behandlungsansätze.

Als Medizinschriftsteller hat er bereits mehrere Bücher und zahlreiche Einzelbeiträge zu speziellen medizinischen und medizinhistorischen Themen veröffentlicht. Dazu gehören auch Drehbücher zu Informationsfilmen für Ärzte und Patienten. Auch zahlreiche Patientenratgeber stammen aus seiner Feder.

Seit Mitte der 1990er-Jahre beschäftigt sich Josef Pies intensiv mit kolloidalem Silber; sein Bestseller Immun mit kolloidalem Silber wurde in mehrere Sprachen übersetzt.

Bei VAK sind bisher 13 Titel von Josef Pies erschienen, die dem Gesamtkatalog entnommen werden können. Das Verzeichnis kann kostenlos beim Verlag angefordert werden.

Der Heilpraktiker *Uwe Reinelt* (Jahrgang 1949) studierte Germanistik und Anglistik. 1976 machte er eine Ausbildung zum Krankenpfleger und ist seither im schulmedizinischen Bereich tätig. Seinen Abschluss als Gesundheits- und Krankenpflegelehrer absolvierte er 1990.

Nach einem Flugzeugabsturz mit Nahtoderlebnis 1988 fand er seinen Weg in die Naturheilkunde, Philosophie und Quantenphysik. Seit 1993 ist er als Heilpraktiker in eigener Praxis tätig. Seit 1995 ist er außerdem Schulleiter an einer Gesundheits- und Krankenpflegeschule.

Uwe Reinelt unterrichtet seit 1992 Qigong, seit 1996 als Reiki-Meister auch Reiki. Er ist überdies als holistischer (ganzheitlicher) Lebensberater seit 1994 tätig.

Interessierte Leser erreichen Uwe Reinelt unter der folgenden Adresse:

Naturheilpraxis Reinelt
Dürerweg 9, 74348 Lauffen, Deutschland
E-Mail: reinelt@sternensaat.org

Dr. Josef Pies:

Immun mit kolloidalem Silber

Wirkung, Anwendung, Erfahrungen

Leseprobe unter: www.vakverlag.de

Bis zum Beginn des 20. Jahrhunderts hatte kolloidales (besonders fein verteiltes) Silber eine große Bedeutung in der Medizin, denn bei Infektionen war und ist es eine echte Alternative zu Antibiotika. Nicht umsonst wird es auch als „Krankenhaus fürs Reisegepäck“ und als „zweites Immunsystem“ bezeichnet.
Dieser Ratgeber zeigt Wirkungen und Anwendungsmöglichkeiten des universellen Heilmittels auf. Mit zahlreichen Erfahrungsberichten und einem Extrateil zu häufig gestellten Fragen.
Aktualisierte und um 40 Seiten erweiterte Neuausgabe.

128 Seiten, 20 Abbildungen, vierfarbig, Paperback (15 x 21,5 cm)
Reihe VAK VITAL: ISBN 978-3-86731-117-5

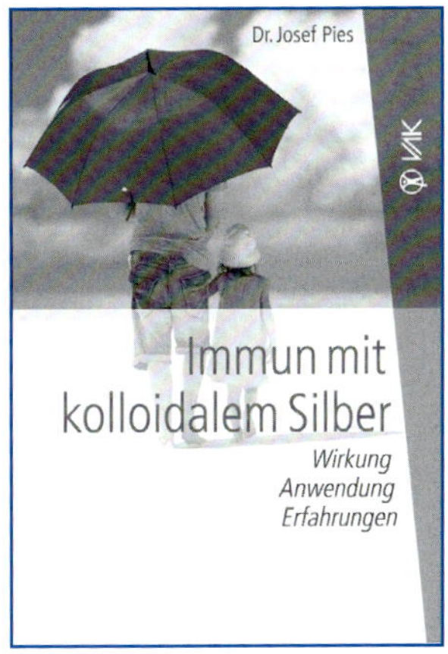

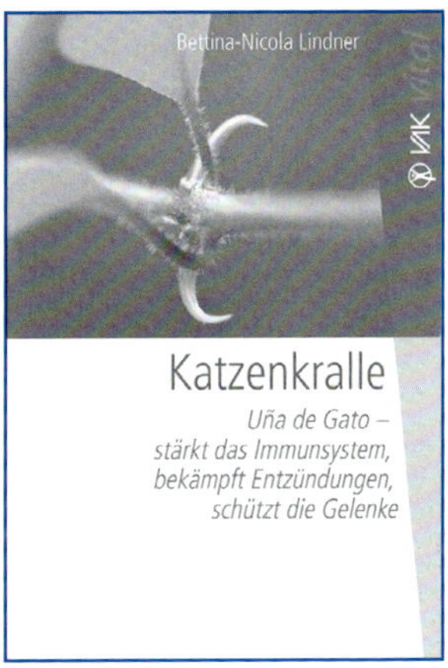

Bettina-Nicola Lindner:

Katzenkralle

Uña de Gato – stärkt das Immunsystem, bekämpft Entzündungen, schützt die Gelenke

Leseprobe unter: www.vakverlag.de

Die Katzenkralle – oder spanisch: *Uña de gato* – wächst in den Regenwäldern des Amazonas und verdankt ihren Namen den dornigen Auswüchsen an der Rinde. Ihre Anwendung blickt in Südamerika auf eine lange Tradition zurück: Die Pflanze wirkt nicht nur entzündungshemmend, sondern bekämpft auch Viren, Pilze und Parasiten, hemmt die Ausbreitung von Krebszellen und stärkt das Immunsystem. Auch zur Behandlung von chronischer Müdigkeit wird sie erfolgreich eingesetzt.

80 Seiten, mit 15 Fotos, Paperback, 15 x 21,5 cm,
ISBN 978-3-86731-217-2

Dr. Susan Blum:

Autoimmunerkrankungen erfolgreich behandeln

Das 4-Schritte-Programm für ein gesundes Immunsystem

Leseprobe unter: www.vakverlag.de

Was haben Rheuma, Hashimoto, MS oder Zöliakie gemeinsam? Es sind Autoimmunerkrankungen, die sich schulmedizinisch nur symptomatisch behandeln lassen – heilen kann man sie nicht. Die Ursache der Beschwerden ist ein Immunsystem auf „Abwegen“: Das fehlgesteuerte Abwehrsystem greift gesunde Körperzellen an und die Entzündungen führen zu Schäden an den betroffenen Organen. Das hier vorgestellte 4-Schritte-Programm beruhigt das überaktive Immunsystem und bringt die chronisch entzündlichen Prozesse im Körper zum Stillstand.

432 Seiten, 20 Abbildungen, Klappenbroschur, 15 x 21,5 cm,
ISBN 978-3-86731-160-1

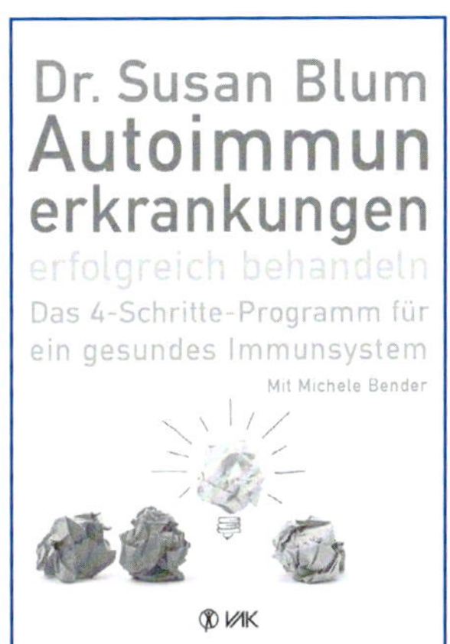

www.silber-wasser.info · www.silber-wasser.info · www.silber-wasser.info